超声那些事儿

广州市科学技术协会　广州市合力科普基金会　扶持出版

马力　郭蕾　周颖怡 / 著

SPM
南方传媒
广东科技出版社
全国优秀出版社
· 广州 ·

图书在版编目（CIP）数据

超声那些事儿 / 马力，郭蕾，周颖怡著. -- 广州：广东科技出版社，2025. 2. -- ISBN 978-7-5359-8410-4

Ⅰ. R445.1-49

中国国家版本馆CIP数据核字第2024N5N832号

超声那些事儿

Chaosheng Naxie Shier

出 版 人：严奉强

责任编辑：刘锦业　方　敏

封面设计：飞鸟鱼设计 FLYING BIRD & FISH DESIGN

插　　图：林泽彪

责任校对：邵凌霞

责任印制：彭海波

出版发行：广东科技出版社

　　　　　（广州市环市东路水荫路11号　邮政编码：510075）

销售热线：020-37607413

https://www.gdstp.com.cn

E-mail：gdkjbw@nfcb.com.cn

经　　销：广东新华发行集团股份有限公司

排　　版：创溢文化

印　　刷：广州市彩源印刷有限公司

　　　　　（广州市黄埔区百合三路8号）

规　　格：787 mm×1 092 mm　1/16　印张15.5　字数310千

版　　次：2025年2月第1版

　　　　　2025年2月第1次印刷

定　　价：61.80元

序言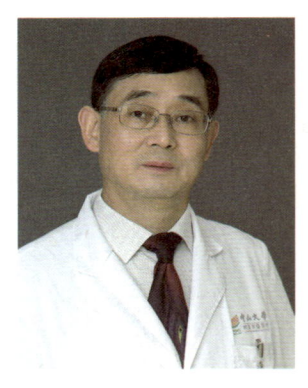

超声医学作为现代医学的重要组成部分，其发展历程与医学技术进步紧密相连，超声技术在诊断与治疗中发挥着重要作用，其应用广泛且多样，极大地提升了医疗的精准度、安全性和效率。超声医学自诞生以来，经历了从单一诊断工具向多功能、多维度、智能化、诊疗一体化的转变。随着科学技术的不断进步与发展，超声医学在保持其无创、实时、便捷特点的同时，不断拓展新的应用领域，包括三维超声、声学造影、弹性成像、肌骨超声、介入超声等技术，深化其在精准医疗中的角色，并通过技术创新提升医疗服务的可及性与质量。

作为临床的"眼睛"，超声技术具有极其重要的价值。首先，超声成像技术作为一种非侵入性、无辐射的检查手段，广泛应用于临床医疗各学科中的疾病诊断，如心脏病学、肿瘤学、妇产科学、肌骨医学等。其高分辨率的图像可以清晰显示人体内部结构，辅助准确判断病变位置和性质。其次，超声技术在医学治疗中也有重要应用，例如超声引导下结节或肿瘤的微创治疗、高强度聚焦超声（HIFU）的无创治疗等，能有效改善疾病疗效，减少手术创伤、降低并发症发生风险。另外，远程智慧超声技术也扮演着重要角色，例如，急救情况下可以跨越时间和空间，远程做出及时准确的诊疗决策，实现医生和现场急救医护人员间的远程交流与医疗决策，极大地提高医疗资源利用效率；居家情况下的便携应用可以提供健康监测和即时反馈，实现日常生活中的医疗自主管理。总而言之，超声技术在临床上的价值不仅体现在其诊断功能的准确性和便捷性上，还体现在其治疗和应用方面的创新性和有效性上，对于提高医疗质量、改善患者生活质量具有重要意义。

目前，国内有关超声医学应用方面的科普著作相对较少，且内容更多偏重于单一病种的阐述。而广东科技出版社出版的这部《超声那些事儿》则重点关注超声在临床诊疗中的价值，是一部通识性较强的读物。作者以临床病例为基础，以趣味故事形式呈现，辅以大量高清手绘漫画，提供了丰富的科普知识。本书为大众读者群体量身打造，无论是医学领域的专业人士，还是对超声技术充满着好奇的患者，抑或是对科普知识充满热情的读者，都能在阅读中找到答案，获得新的知识。本书不仅是一本科普读物，更是一座知识宝库，引领广大读者踏上一段内容充实、易于理解的超声医学探索之旅。

　　本书在超声医学科普推广方面具有重要价值。它不仅向大众介绍了超声技术的重要性和应用价值，也为医学同行提供了超声技术的相关进展。相信本书将会成为一部备受欢迎的医学科普著作，对推动超声医学的发展和普及具有重要意义。

　　总之，本书通过揭示超声医学的奥秘与价值，为广大读者提供了一扇了解现代医学技术的窗口。我们由衷希望更多的大众能够阅读并受益于本书，从而促进医学知识的传播与交流，推动医学科技的发展，为人类健康事业做出更大的贡献。

　　为了尽快出版本书，主创及编辑团队都付出了巨大努力。主创团队在作品构思阶段即致力于逻辑架构的统一，以保证体例风格一致。继之，依托成员各自专业领域进行分工，最后交叉审核，以兼顾内容的科学性和可读性。广东科技出版社的编辑团队精心整理、润色本书，以期高质量出版，让大众更好地了解超声医学。在此，感谢所有参与本书编辑出版的工作人员！衷心希望本书能够开阔各位读者的视野，让更多医学同道从中获益。

黄会平

2024年4月

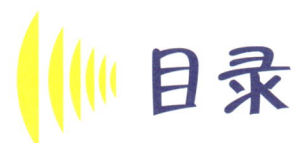

目录

□ **第一章　超声诊断 / 001**

1　腹部超声 / 002

智慧医疗，超声引航：肝脓肿的远程救治 / 002

超声揭示腹痛背后的秘密 / 006

肝癌的"隐形"与"显影" / 012

血管瘤不要怕，此"瘤"非彼"瘤" / 018

超声拯救"发福"的肝脏 / 022

肝囊肿会癌变吗？多半是"水泡"！ / 028

胆囊结石的急诊警醒 / 032

小小息肉无处遁形 / 037

不可忽视的"青春杀手" / 041

超声下的转机：卵巢囊肿蒂扭转 / 045

女性难"炎"之隐：盆腔炎 / 050

超声之窗：多囊卵巢综合征患者生活转变的旅程 / 056

在超声波中舞蹈：小陈与她的内分泌之战 / 060

2　浅表超声 / 064

乳腺超声：守护女性健康的超声波使者 / 064

光影探寻：超声和乳腺增生 / 070

我的甲状腺结节是几类？ / 074

医者不自医：下肢静脉曲张 / 080

久坐后腿肿？警惕血栓！ / 084

孩子总说肚子痛？原来是肠系膜淋巴结炎！ / 089

肿成包子脸，当心"病毒性腮腺炎"！ / 092

痛风来得早，超声知多少 / 096

超声：肩袖撕裂的精准"狙击手" / 100

腱鞘炎：隐藏在日常工作中的健康"杀手" / 104

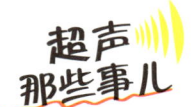

3　心脏超声／108

没化妆何以有"腮红"：警惕心脏二尖瓣狭窄／108

心脏检查出瓣膜反流怎么办？／112

头疼可能是"心"病，右心声学造影找"真凶"／116

超声探宝：宝宝心脏的故事／120

坚强的生命：辅助生殖与超声保胎的奇迹／126

4　腔内超声／129

超声之声：小雅的异位妊娠之旅／129

岁月的挑战：直肠癌／134

5　三维超声／140

阳光下的回忆：怀孕旅程中的超声探索／140

输卵管造影通畅"生命之路"／143

重获自信：盆腔障碍的超声揭秘／147

□　第二章　超声治疗／151

1　震波碎石／152

肾结石：超声波碎石／152

2　穿刺取石／157

医患相惜：三次胆道结石的缘分／157

3　穿刺引流／162

心脏的超声交响曲：江先生的救赎之旅／162

急性胰腺炎，肚子里有水怎么办？／166

超声之音：小龙的膝盖奇迹／170

4 穿刺注药 / 174

一针巧治肾囊肿：超声引导下抽液硬化治疗 / 174

5 穿刺消融 / 178

甲状腺结节，一定要开刀手术吗？ / 178

超声引导微波消融：转移性肝癌的希望 / 185

6 聚焦超声 / 189

子宫肌瘤治疗新选择：高强度聚焦超声治疗 / 189

生育之光：超声照亮胎盘植入的迷雾 / 193

痛经就只是痛经吗？ / 197

瘢痕妊娠该怎么办？ / 203

声波治疗：刘女士的腰椎间盘突出伴神经根病 / 206

□ **第三章　超声康养 / 211**

超声洁牙：小张的牙齿故事 / 212

超声波美容：主播的自信之路 / 217

超声奇迹：王女士的肩周炎康复之旅 / 221

宝宝"歪头杀"，可能是先天性斜颈 / 225

远程守护：超声胎监的奇妙之旅 / 229

参考文献 / 233

后记 / 237

第一章
超声诊断

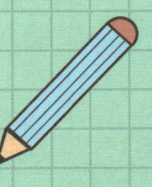

姓　　　名：超声诊断

家族地位：大族长

年　　　龄：72岁

频　　　率：1～40 MHz

擅长技能：人体各部位检查

性格缺陷：欺软怕硬不受气

婚　　　育：腹部、产科、心脏、浅表、肌骨、皮肤、人工智能

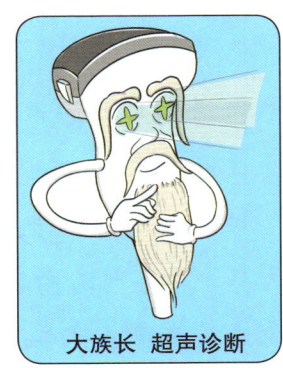

大族长 超声诊断

【文献链接】

　　超声检查是一种非侵入性的诊断工具，它通过发射高频声波并接收其回声来生成体内器官的图像。1952年，超声开始应用于临床疾病诊断，如胆囊疾病，肝脏肿瘤，肠梗阻，作为一种无创诊断工具，潜力无限。

　　DAPRA L，OLINO P. The use of ultrasonics in the diagnosis of some abdominal diseases［J］. Minerva medica，1952，43（50）：1341–1346.

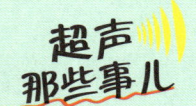
1 腹部超声

智慧医疗，超声引航：肝脓肿的远程救治

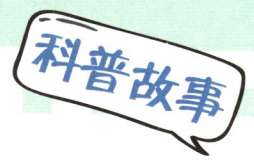

科普故事

　　在一个风和日丽的春日清晨，在小镇医院的一间诊疗室内，年轻的王医生正紧盯着电脑屏幕上的超声图像，眉头紧皱，一副思索的样子。她的对面是患者张先生，68岁的他此时面露忧色，手里紧握着病历本，时不时看向窗外，仿佛在期盼着奇迹的发生。

　　张先生患糖尿病多年，两天前突然感到右上腹部隐隐胀痛，昨晚开始畏寒发热，体温一度升到了39 ℃，这让饱受糖尿病折磨的他如坠冰窖。

　　而在小镇医院，由于医疗资源的限制，医生们在诊断方面缺乏足够的信心。正当王医生感到束手无策时，她想到了一个办法——通过广东省第二人民医院（以下简称"省二院"）的远程超声智慧平台进行会诊，这是一个跨越"省、市、县、镇、村"五级的远程超声智慧平台。

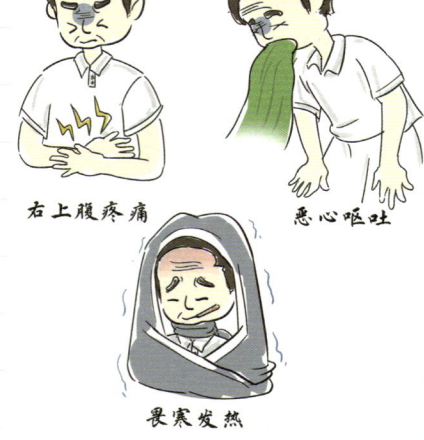

右上腹疼痛　　　　恶心呕吐

畏寒发热

种种不适的老张

　　王医生迅速通过平台联系了省二院的专家团队，并预约了一场远程超声会诊，不久后，会诊的时间到了。王医生坐在电脑前，紧张地等待着专家的连线，而张先生则躺在诊疗床上，双手紧握，心中既忐忑又充满期待。紧接着，电脑屏幕上出现了一位中年专家的面孔，会诊正式开始了。专家通过视频和音频详细询问了张先生的病史和症状，然后仔细观察了电脑传送过来的超声图像。他的眉头时而紧皱，时而舒展，仿佛在进行一场无声的战斗。

　　在专家的指导下，王医生调整了探头的角度和位置，以获得更清晰的图像。随着画面的切换和专家的讲解，张先生的病情逐渐清晰起来。经过一阵紧张而有序的讨论，专家给出了明确的诊断和建议。

　　"张先生，您的病情已经明确，确实是肝脓肿。不过请放心，我们会为您制订详细的治疗方案，并随时与您保持沟通。"专家温和而坚定的话语，让张先生紧张的心情稍微平复了一些。

　　会诊结束后，王医生感慨万分。她意识到，远程超声会诊不仅让她对肝脓肿的诊断有了更深的了解，还极大地增强了她的诊断信心。她相信，在专家的指导下，她能够更好地为患者服务，减少误诊和漏诊的发生。

　　在上级医院专家的指导下，王医生为他制订了个性化的治疗方案，并密切关注病情的变化。

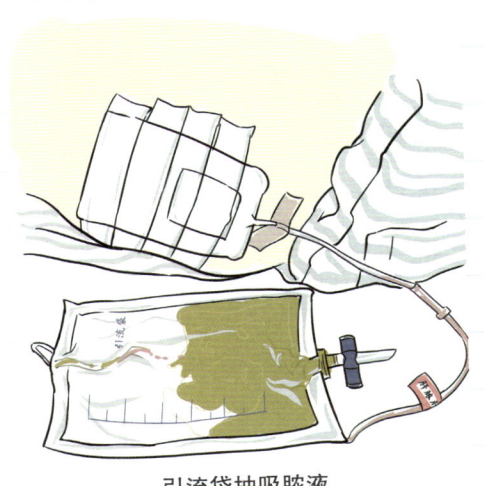

引流袋抽吸脓液

每当遇到问题时，她都会及时与专家沟通，寻求建议。而专家也总是不厌其烦地解答她的疑问，给予她支持和鼓励。

经过一个多月的精心治疗，张先生的肝脓肿终于得到了有效控制。他的脸色逐渐恢复了红润，精神也焕发起来。出院那天，他激动地握住王医生的手，感激地说："王医生，感谢您和专家团队的精心治疗，让我重新找回了生活的希望！"

这次成功的远程超声会诊经历，不仅让王医生收获了宝贵的经验，也让她对未来的诊治信心倍增。她深刻地体会到，在现代医学技术的支持下，基层医生同样能够为广大患者提供高质量的医疗服务。

如今王医生已经成为小镇医院超声科的骨干力量。她带领着团队，不断学习和进步，为更多的患者带来希望和温暖。而远程超声会诊这一技术，在不断的推广下也逐渐在基层医院得到普及和应用。

远程超声会诊技术的运用，打破了地域和资源的限制，让基层医生在面临复杂病例时能够得到及时、专业的支持。它不仅增强了基层医生的诊断信心，更让广大患者在"家门口"就能享受到高品质的医疗服务。随着科技的不断进步和医疗资源的日益优化，我们有理由相信，远程医疗将在未来的医疗领域发挥更加重要的作用，为更多患者带来希望和光明。

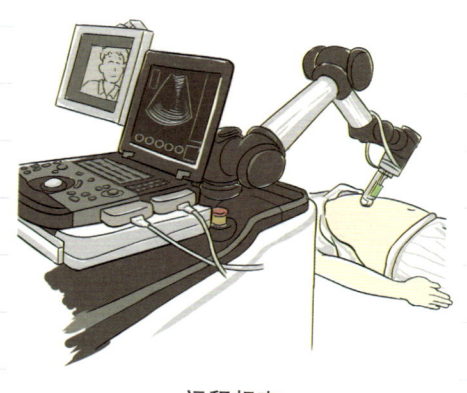

远程超声

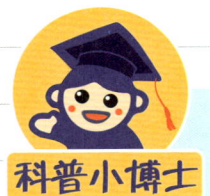

科普小博士

● **什么是远程医疗系统?**

远程医疗系统是通过信息和通信技术从事远距离健康活动和服务的系统,其目的是促进全球健康、疾病控制、患者保健、医学教育、卫生管理以及进行相关的研究。

● **肝脓肿会有什么表现?**

肝脓肿患者常出现同侧胸腔积液。不明原因的发热、偶有寒战,少数人出现右上腹胀痛,但临床上患者症状常不典型。

● **肝脓肿好发人群?**

免疫力低下人群,有糖尿病病史、肝胆管结石病史、寄生虫感染、胆肠吻合术后的人群。

● **什么情况下需要穿刺引流?**

1. 脓肿液化趋于成熟的肝脓肿。

2. 脓直径3~5 cm的可穿刺抽脓,脓肿直径超过5 cm可置管引流。

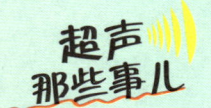
超声揭示腹痛背后的秘密

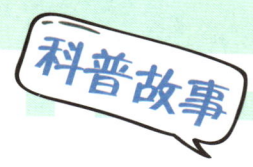
科普故事

　　小东，39岁，身高170 cm，体重95 kg。正值壮年，却被高血压和糖尿病这两种常见于老年人的疾病缠身。他总认为自己还年轻，从不把健康问题当回事。长期以来，他偏爱重油、高脂、高糖的"重口味"食物。更严重的是，他常常吃完饭就躺着不动，对运动也提不起一点儿兴趣。

神秘的腹痛

　　一天晚上，小东感觉上腹部有些疼痛。起初，这疼痛如同远处潮水，悄无声息地涌入，但很快便如同狂涛巨浪般袭来，一波更比一波猛烈。他双手紧紧捂住肚子，身子蜷缩着，疼痛得直翻滚、呻吟不已。即使闭上了眼睛，疼痛感依旧像一把锋利尖刀，深深刺入他的骨髓。渐渐地，小东额头上冒出豆大的汗

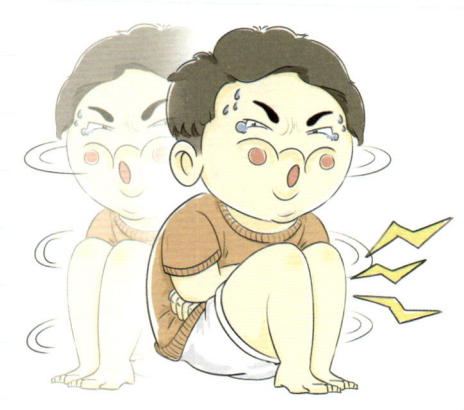
腹痛难忍的小东

珠，汗水湿透了他的衣服，疼痛
却丝毫没有缓解。

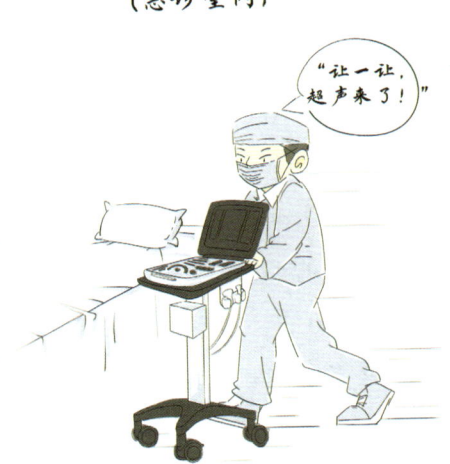

（急诊室内）

"让一让，
超声来了！"

　　随着一股恶心的感觉涌上心
口，他几乎无法呼吸。最终，酸涩
的胃内容物涌出，带着残留的胆汁
和消化物。那一瞬间，恶臭填满了
空气，弥漫在四周。每一次呕吐都
带来短暂解脱，但随即又被新一轮
不适与痛苦包围，这让小东感到疲
惫不堪。直到第二天早晨都未见有

床旁超声紧急会诊

任何缓解，家人见状，急忙将他送到了医院。

　　到医院仅15 min车程，对小东来说，却像一场漫长折磨，他躺
在座椅上几乎无力起身。

　　在医院急诊室，急诊医生迅速对小东进行了检查，根据他的症
状和体征，医生高度怀疑他可能患有急性胰腺炎，随即申请了床旁
超声紧急会诊与抽血等辅助检查。

超声技术揭开面纱

　　超声科马医生用巴掌大的超声探头在小东的肚皮上灵活变换角
度扫查，屏幕上渐次呈现出小东腹部的情况。图像显示小东的胰腺
明显肿大，回声减低，分布不均匀，边缘模糊，由于周围有液体渗
出及其组织水肿，胰腺周边也出现了一层暗带。种种迹象都表明小
东的胰腺正陷入了一场严重炎症。

　　病床上，小东眉头紧锁、嘴唇发白，眼里充满了困惑。马医生

解释道："小东，你胰腺明显肿大，周围有渗液，结合你的症状和体征，基本可以确定你是急性胰腺炎，而且超声检测发现你的胰腺回声不均匀，很可能有坏死区域，我们会结合其他检查综合评估，你很可能是重症急性胰腺炎，病情比较严重，需要及时干预和治疗，否则后果不堪设想。"

小东的检查结果陆续出来了，结果令人震惊——他的血脂居然超标近100倍，甘油三酯高达153 mmol/L。白细胞达到30×10^9/L，反映急性炎症的C反应蛋白（CRP）达到103 mg/L，更令人震惊的是，他的血液不同于常人的鲜红，变成了牛奶色。

"这是高甘油三酯血症性重症急性胰腺炎。"马医生眉头紧皱，心想，这又是一场持久战，病治好了，还要改善生活习惯。让一个肥胖者减肥不反弹，可真不是一件容易的事儿。

生命的觉醒

医生告诉小东，高脂血症是急性胰腺炎的罪魁祸首。在过去几年里，他不规律饮食、缺乏运动以及高脂食物过量摄入，让胰腺不堪重负，终于暴发了。

"胰腺是人体的重要器官，兼具内外分泌功能，它分泌的胰酶是用来消化食物的，但胰酶在胰腺内被异常激活时，就导致胰腺的自身消化和炎症反应，引发了全身炎症反应。"马医生用简单易懂的语言解释着。小东突然拍了一下自己的脑袋，懊恼道："这些年来，我真的太忽视健康了。我以为我还年轻，就算早早得了高血压、糖尿病又如何，不会有什么大问题的，没想到这些不良的生活习惯却早已在体内悄悄埋下了隐患。"

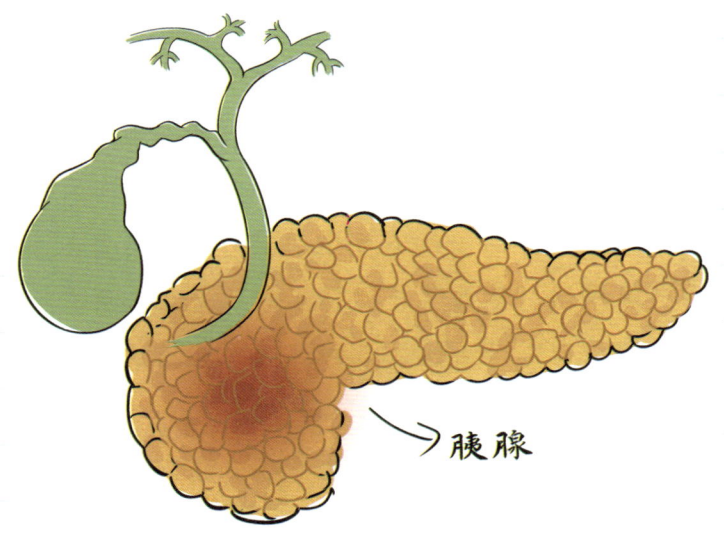

胰腺

重症急性胰腺炎

　　小东开始明白，胰腺炎并不仅仅是一场腹痛，更是一场对全身器官的连环攻击，甚至可能危及生命。想到这，他开始对自己的身体产生敬畏之心，也痛定思痛，下定决心要改变生活方式，拒绝高脂、高糖食物的诱惑。

　　小东静静地躺在病床上，长叹一声，他终于明白生命中每个不良生活习惯都可能在未来的某天反噬自己。

　　小东积极地接受治疗。在治疗过程中，超声医学成为医生的"得力助手"。医生告诉他，超声技术无创、安全、动态、实时，能够提供胰腺形态、大小、血流等信息，是急性胰腺炎诊断和治疗的关键之一。通过超声，医生能够清晰地观察胰腺状况，确定有无坏死组织、胆道是否受到影响，还可以定期追踪情况，这对于判断调整治疗方案的时机至关重要。经过治疗，小东的病情逐渐好转。

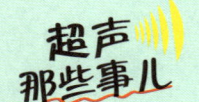

崭新的开始

三周后，小东出院回到家中。这段经历让小东再也不敢胡吃海喝，他开始重视饮食健康问题。这天饭点时间，他一改高脂重油的饮食习惯，走进了厨房，打算熬一碗清甜白粥。淘米、放水、点火、沸腾，热气四处弥漫，他不停搅动着白粥，看着米粒逐渐胀大变胖，最后白鼓鼓的肚子开了花，软烂的碎米融入米浆，发出咕嘟咕嘟的轻响。滚滚白雾带着热烫米香扑面而来，这一幕洋溢着生活气息的场景，让他感到无比的舒适和安宁……

小东的故事让我们了解到超声技术在重症急性胰腺炎患者检查诊断和治疗中所发挥的作用。超声检查可快速准确地提供病情信息，为治疗方案的制订提供了依据。超声技术的发展为医学领域带来了巨大进步，让我们更好地保护健康。当我们感到身体不适时，及时就医并接受超声检查，或许会在病魔初现时挽救健康。

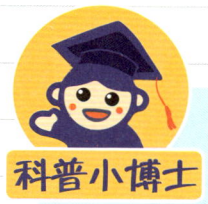

科普小博士

● 突发急性胰腺炎有哪些症状？

大多患者会有急性发作的持续性的剧烈上腹痛，以左侧为主，有的人会将这种疼痛描述为"胃疼，疼痛可放射至背部、胸部"；此外，还可能出现恶心、呕吐等食欲不振；少数会出现皮肤发黄，瘙痒等表现。

● 胰腺炎严重吗？会有生命危险吗？

胰腺炎根据严重程度分为轻型、中度、重症，严重程度不同死亡率不同，因为重症胰腺炎伴随着全身多个器官的受损，死亡率为15%～50%。

● 什么样的人容易得胰腺炎？

胰腺炎的发病和很多因素有关。其中，肥胖、患有胆石症/高脂血症、长期酗酒、暴饮暴食的人更容易得胰腺炎。

● 胰腺炎一定要住院吗？住多久？

各炎症类型不同、严重程度不同，治疗方案也不同，轻型的一般需要住1周左右，重症的要数月之久。

● 超声能确诊胰腺炎吗？有必要做CT吗？

有必要。急性胰腺炎属于急症，超声检查具有便携的优点，能在床旁快速诊断并判断病情，指导临床医生采取治疗措施。而CT检查是急性胰腺炎诊断的"金标准"，但检查时间较长、风险较大。

● 高脂血症性急性胰腺炎与饮食有关系吗？

有的。高脂血症性急性胰腺炎是由血脂水平异常升高（通常超过10 mmol/L）导致的，而饮食是影响血脂水平的重要因素。建议减少脂肪摄入，增加蔬菜和水果的摄入，以降低血脂水平。

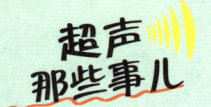

肝癌的"隐形"与"显影"

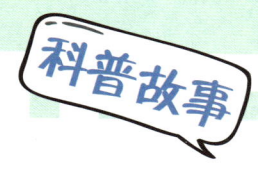

　　两年前，李霞发现自己开始出现腹胀，但没有恶心呕吐、腹痛等不适，她也就没有太在意。然而，随着时间推移，她的腹胀越来越严重，甚至一反常态，变得不喜欢吃油腻食物了，还总觉得胃口不好，肚子也会隐隐作痛，有时吃完饭还会头晕。而且，她的体重也在短短时间内减轻了4 kg。李霞开始意识到问题的严重性，于是来到了医院。

超声报告背后：未知的生死转折

　　门诊外长椅上，一位中年女性安静地坐着，目光紧紧地盯着诊室的门。她手里握着一份已经有些皱褶的超声检查报告，上面的每一个字她都已经看了无数遍。"肝实质内不规则肿块、周围晕征、血供丰富。"她知道，这份报告可能决定生死。想到

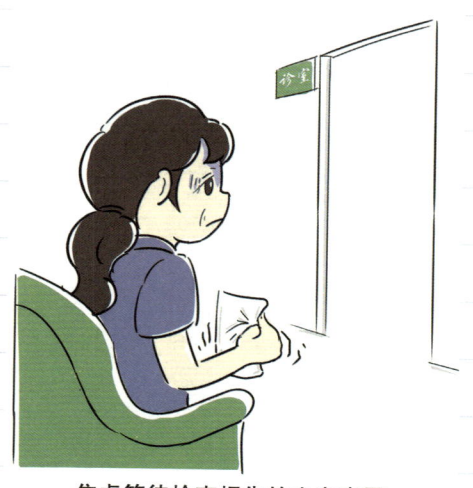

焦虑等待检查报告的患者李霞

这，她的脸色略显苍白，难掩心中的焦虑和恐惧。

医生为她进行了详细检查，实验室检查结果显示她的乙肝表面抗原呈阳性，甲胎蛋白（AFP）水平也异常偏高。超声检查提示，她的肝脏出现了占位性病变，考虑可能是恶性。

"李霞，你的情况我已经了解了。"医生语气严肃地看着李霞说。"我们需要进行进一步的检查，以确定病情。"

"医生，我……我……"李霞看着医生，想要问什么，却又不敢问。

"李霞，你放心，我们会尽最大努力帮助你。"医生安慰道。

超声引导：技术逆袭生死宿命

在家属的支持下，李霞听取医生的建议，来到超声介入科，准备接受超声引导下肝穿刺活检术。

她躺在手术床上，眉头紧锁，双眼紧闭，两手紧紧握住床单，指关节因为用力而泛白。她的呼吸急促而浅薄，好像每一次呼吸都需要花费极大力气。负责穿刺的马医生觉察到了她的不安，关心道："怎么了，很紧张吗？"李霞慢慢睁开双眼，她心里犹豫不决，思绪纷飞，矛盾的情绪在心中纠缠，她害怕听到答案，却又渴望知道真相。她感

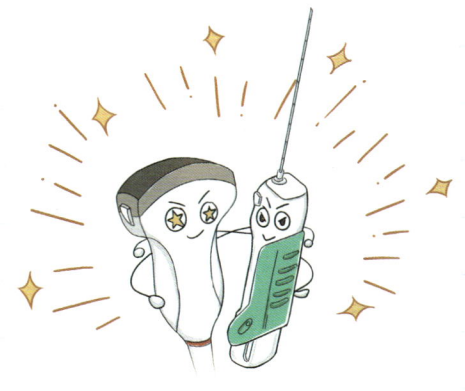

强强联手
指哪打哪

超声与穿刺活检强强联手

到喉咙发干，嘴里似乎有无数个问题在跳跃，却无法说出一个字。时间仿佛变得缓慢而沉重，每一秒钟都像是在煎熬。最终，她下定决心，抬起颤抖的手，轻轻打破了沉默，问出了那个困扰已久的问题："医生，肝脏穿刺活检是需要割一块肝组织吗？"马医生笑了笑说："肝脏穿刺活检是用一根细细的长针取一点肝脏组织标本，不需要切割肝脏的，而且会打麻药，一般都不会痛的。"李霞听闻后，松了一口气，但仍有一丝顾虑："那手术风险大吗，会不会出很多血？""我理解您的担忧，首先，手术风险跟很多因素有关，不能百分百预测。但是穿刺活检是在超声引导下进行的，所以最大优势就是定位精准，而且可以动态观察，及时调整进针，是相对安全的一种操作。"马医生坐在患者床边，用温和且平静的声音解释着手术的每一个细节。李霞的紧张情绪也逐渐消散，马医生专业的知识储备和丰富的治疗经验让她感到安心，她知道自己是交给了最可靠的人手中。她不再感到孤单、无助，而是有了一个可以依靠和信任的人。医生不仅是她的治疗者，更是她的伙伴，他们将共同面对手术的挑战。

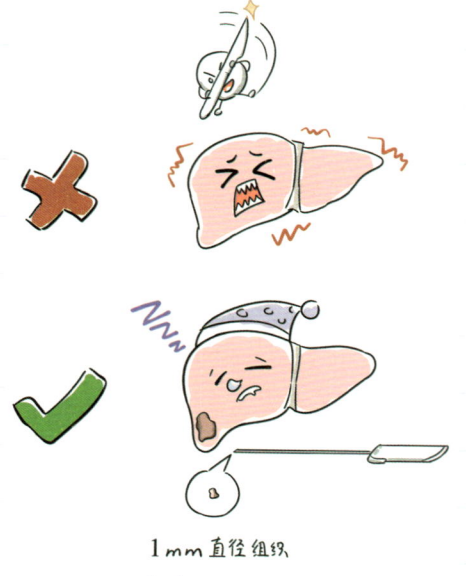

1mm直径组织
超声引导vs开刀

在超声引导下，马医生精准地将穿刺针刺入患者的肝内病灶区，成功获取了病变组织。经过病理检查，患者的病情被确诊为肝细胞癌。

超声之能：癌症治疗的新曙光

"李霞，病情已经确诊，是肝细胞癌。"马医生看着李霞，语气沉重地说。

"啊，医生，那我……我还能活多久？"李霞问，声音中带着恐惧。

"放心。"医生安慰道，"我们会根据你的病情制订治疗方案，尽最大努力帮助你。"

李霞开始接受肝癌规范化治疗。虽然治疗过程充满了艰辛和痛苦，但是李霞都咬牙坚持了下来。她知道，只有这样，才能有活下去的希望。

超声检查在李霞治疗过程中起到了关键作用。它不仅帮助医生发现了肝脏占位性病变，还在肝穿刺活检术中起到了引导作用。正是有了超声的精准引导，医生才成功地将穿刺针刺入病变部位，获取病变组织，从而明确患者病情。在治疗过程中，李霞也深深地感受到了超声的神奇。她看到医生通过超声检查，可以清晰地看到她的肝脏情况，准确地判断出病变位置和性质。这一切，都让她惊叹医学技术的发展。

经过一段时间治疗，李霞的病情得到了控制，身体状况也有所改善。她知道，自己的生命能得以延续，离不开医生的高超技术，更离不开超声的作用。

"医生，我……我能活下去吗？"李霞问，声音中带着期盼。

"李霞，这段时间你积极配合治疗，辛苦了。"医生看着李霞，语气坚定地说，"你有活下去的希望。"李霞看着医生，眼中充满了感激。她感激医生，感激超声技术，感激所有帮助过她的人。"医生，谢谢你们。"李霞眼中闪烁着泪花。

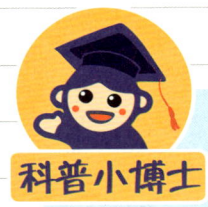

科普小博士

● **肝癌是什么原因引起的？**

我国肝癌的病因学相对比较明确，主要病因包括乙型病毒性肝炎（HBV，简称乙肝）、丙型病毒性肝炎（HCV，简称丙肝）、黄曲霉毒素（AFs）、蓝藻毒素、吸烟、饮酒、肥胖、糖尿病和代谢综合征等。

● **肝癌会遗传吗？**

不会，肝癌不属于遗传病。但肝癌有遗传易感性，即有家族聚集性发病的倾向，这种倾向往往与病毒性肝炎的病因高度相关，慢性乙型病毒性肝炎（乙肝）、慢性丙型病毒性肝炎（丙肝）等病毒性肝炎可以通过垂直传播，例如，通过血液、体液传播或传染给家人，形成家族聚集性感染病毒性肝炎的情况，这些会导致肝癌的发生风险明显增加。

● **肝癌会传染吗？**

不会。但肝癌的常见病因——乙肝则会传染。所以，对于乙肝病毒携带者和乙肝病毒患者来说，若是想要身边人免于病毒感染，除了注重养成良好的生活习惯外，更应让身边人及时做好阻断，及时接种乙肝疫苗，这样才能从源头上阻断病毒传染。

● **肝癌能治好吗？**

这个要分别讨论。肝癌不同的类型、大小、部位，其预后是不同的。对于原发性肝细胞癌，早期发现并进行早期治疗是关键，早期肝癌患者经过有效治疗，是可以治愈的，完全无需"谈癌色变"。

● **肝癌是不是一定要开刀切除？**

并不是。除了开刀切除，还可以通过超声引导下微创消融、免疫靶向栓塞综合治疗等方法。

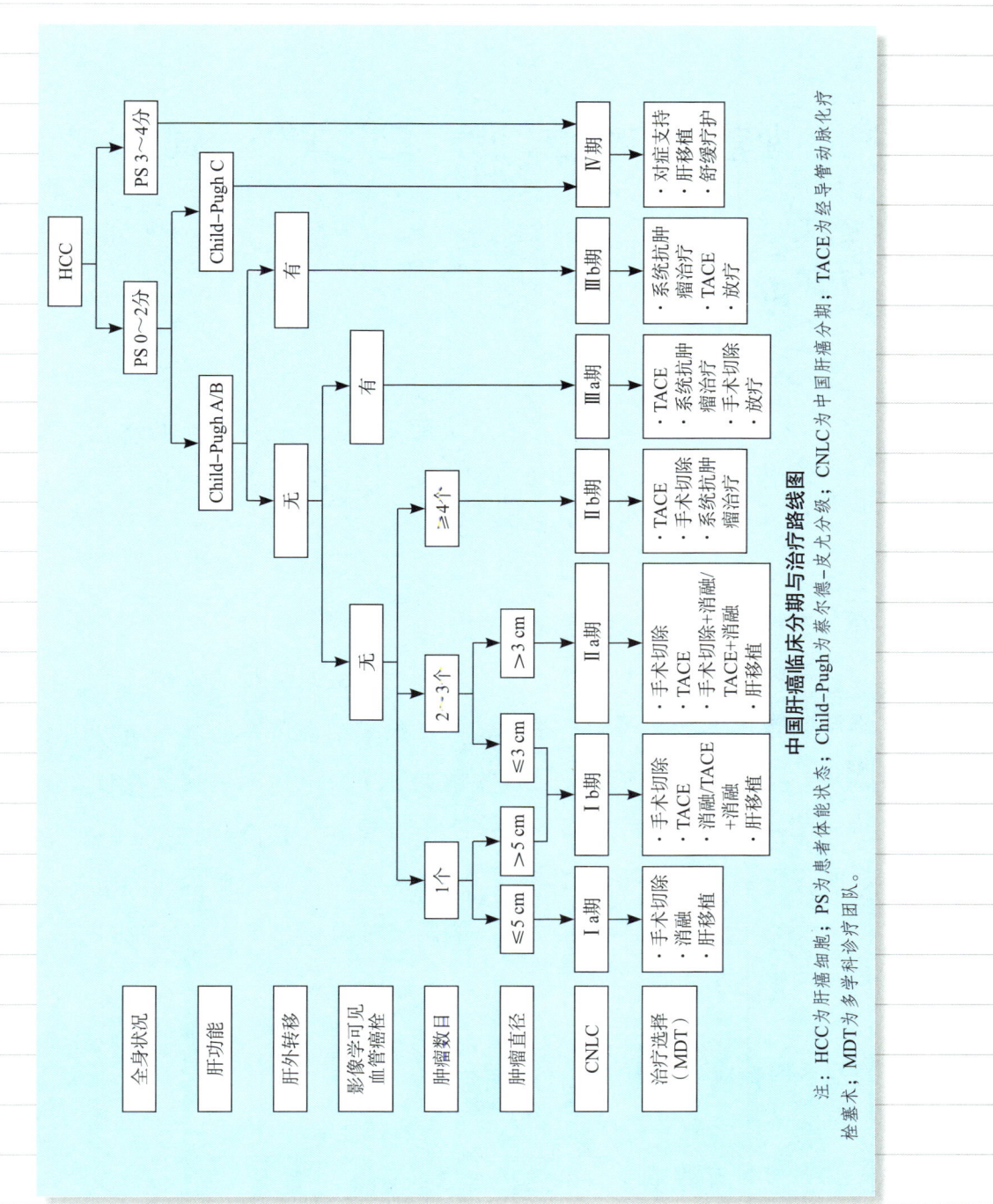

中国肝癌临床分期与治疗路线图

注：HCC为肝癌细胞；PS为患者体能状态；Child–Pugh为蔡尔德－皮尤分级；CNLC为中国肝癌分期；TACE为经导管动脉化疗栓塞术；MDT为多学科诊疗团队。

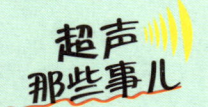

血管瘤不要怕，此"瘤"非彼"瘤"

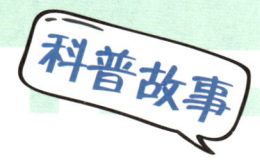

　　29岁的李阳，是一个事业有成的年轻人。他平时工作繁忙，生活节奏快，很少注意自己的身体状况。直到一次健康查体，医生在超声检查中发现了他的肝脏中长了一个血管瘤。

意外发现身体瘤　医生建议无需忧

　　寒风冷冽的冬天，超声室里加热过的医用凝胶让李阳感到格外温暖。医生是个和蔼的中年人，他仔细观察着超声机器上的声像图变化。"李先生，你好！"医生微笑着转向李阳，手里拿着超声探头，"我们在你肝脏里发现了一个小血管瘤，直径大小3 cm，但不用太担心，这种情况比较常见。一般来说，只需要每年来定期检查一下就好，不需要特别治疗。"李阳一时间愣住了，他没想到自己身体里居然有一个"瘤子"。

盲目求医有代价　弄巧成拙添烦恼

　　离开医院后，李阳心情复杂。虽然医生说了不用太担心，但他内心里仍然有些不安。他觉得自己的身体一直以来都相当健康，怎么会突然有这样的问题呢？于是，李阳开始了"寻医之路"。在朋友的介绍下，他来到一座简陋小屋里，找到了一位所谓的"神医大师"。这位"大师"自称能够通过祖传秘方治愈各种病痛。

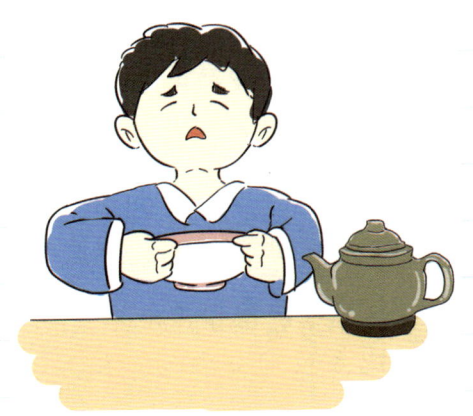

迷信偏方的李阳

李阳根据"大师"的建议，每天按时服用苦涩的汤汁，开始期待着血管瘤的神奇治愈。

时间过得飞快，数月后，李阳身体出现了一些变化。原本只是一个小小的血管瘤问题，却因为盲目治疗而变得更加复杂。他发现自己更容易感到疲乏了，背部有时还会隐隐作痛。当他再次回到原来的医院检查时，医生的神情有些异样，变得有些担忧。超声探头在他肚皮上移动，屏幕上影像与之前无异。医生的声音依然平和："李先生，超声显示您的血管瘤没有太大变化。"李阳却不解："我吃了半年的药没有效果吗？"了解到李阳吃了半年偏方，身体状态大不如前，医生严肃地说："上次检查时应该和您说过，肝血管瘤相对稳定，而且您的瘤较小，不需要治疗的。"

李阳脸上闪过一丝尴尬，他支支吾吾地解释着："身体里长了'瘤子'，这让我很担心，听说这位'大师'口碑很好，没想到……"医生打断了他的话："李先生，肝血管瘤是一个相对常见但需要谨慎对待的疾病。我们的建议是基于科学的医学知识提出的治疗方案，而非依赖迷信或未经验证的偏方。"

理性就医迷途返　超声引路护健康

　　李阳开始反思自己的决定。原本可以通过定期科学检查来监控血管瘤状态，他却因为恐惧和焦虑，加上缺乏对医学知识的基本了解，盲目选择了一条未知道路，导致问题变得更加严重。在医生建议下，李阳调整心态，停服"大师"的汤水，他的身体状况逐渐好转。这段经历给他带来了深刻教训。

　　他意识到处理健康问题应该依据科学的医学知识，而不是依赖于一些听起来神秘的疗法。他开始更加注重定期体检，同时也倡导亲朋好友对待健康问题要保持理性和科学的态度。在这个过程中，李阳从一个焦虑、盲目从医的患者，逐渐变成了一个更加理性对待健康问题的人。这段经历让

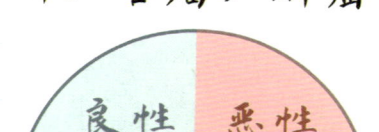

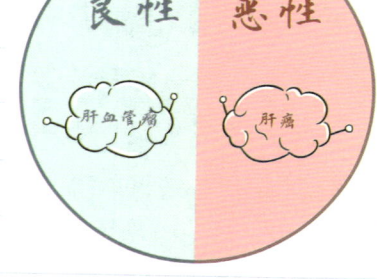

肝血管瘤是良性肿瘤

他对生命有了更深刻的理解，也让他懂得了科学治疗的重要性。

　　李阳的故事提醒我们，在面对健康问题时，应保持冷静和理性，遵循专业医生的建议，不要因恐慌而盲目尝试未经验证的治疗手段。在科学的指导下，每个人都可以为自己打造一个更加健康的未来。

　　此外，超声检查作为一种重要医学诊断工具，它在疾病早期发现和诊断中扮演着关键角色。定期超声检查可以帮助医生及时发现患者体内异常，为患者提供及时有效的治疗，从而保障患者身体健康，避免疾病发展至更严重阶段。因此，李阳也意识到了定期进行超声检查的必要性，并将其作为维护健康的一个重要环节。通过这样的健康管理，李阳不仅提高了生活质量，也为身边的人树立了积极向上的健康榜样。

科普小博士

● **肝血管瘤能自己消退吗？**

大多数不能。所以血管瘤要不要治疗，应到医院做科学的评估后决定，不要盲目等待。

● **肝血管瘤都可以不用管吗？**

一般情况下没有症状随访即可。但以下几种情况可酌情治疗：

1. 有伴发症状或者出现严重并发症的肝血管瘤。

2. 进行性增大的肝血管。一般认为每年的增速直径大于 2 cm 的情况为快速增长。

3. 诊断不明确的血管瘤。

4. 诊断肝血管瘤导致严重焦虑心理障碍者。

● **肝血管瘤多大需要治疗？**

肝血管瘤大于 5 cm，而且患者出现了一些不舒服的症状，最常见的是腹痛和右上腹不适或满胀感，这时候应该采取积极治疗。

● **肝血管瘤需要忌口吗？**

不需要特别忌口。然而，健康的饮食和生活方式可能有助于维持肝脏健康。建议限制高脂、高糖和高盐的食物，增加蔬菜、水果和全谷物的摄入，适量摄入蛋白质，避免饮酒。

超声拯救"发福"的肝脏

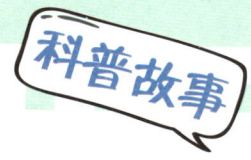
科普故事

得了脂肪肝怎么办？

李女士推开体检中心的大门，一股淡淡消毒水味扑面而来。她熟练地在登记台前坐下，递上自己的体检单。"李女士，请跟我来。"护士微笑着指引她到检查室。躺在检查床上，李女士有些紧张。医生将耦合剂涂抹在超声探头上，轻轻地在她腹部滑动。"你这是脂肪肝啊，就是肝脏内部脂肪堆积过多啦，好比是肝脏的'肥胖症'。"医生看着超声图像说。"脂肪肝？那需要治疗吗？"李女士紧张地问。"目前来看，不需要特殊治疗，调整一下生活习惯和饮食结构，再观察观察。"医生温和地回答。

李女士松了一口气，她认真听从医生建议，开始每天晨跑，饮食上也尽量选择健康食物，减少油腻食物和甜食摄入。

一年后，李女士再次来到体

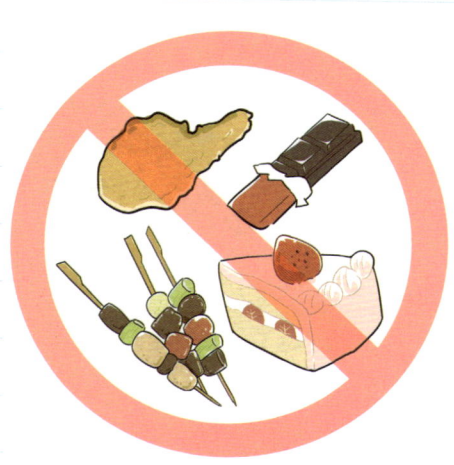

不健康的饮食

检中心做超声检查。"李女士，你的脂肪肝情况明显改善了。"医生看着超声图像说。"真的吗？太好了！"李女士高兴地说。"这得益于你坚持健康的生活习惯和饮食结构，继续保持啊！"医生微笑着说。李女士听着医生的话，心中充满了感激。她知道，是超声检查帮助她及时发现肝脏的问题，帮助她扭转了肝脏的命运。

在这个过程中，超声检查发挥了重要的作用。它不仅帮助医生和李女士发现了肝脏中脂肪堆积的情况，还让李女士及时采取了行动，改变了自己的生活方式。同时，超声检查也在李女士复查时，帮助医生动态观察李女士脂肪肝情况，确认了疗效。

这个故事告诉我们，健康的生活习惯和饮食习惯对我们的身体有着重要的影响。同时，超声检查极大地方便了我们监测身体健康，而定期的体检和及时的医疗建议也是我们保持身体健康的重要保障。

超声扫描：脂肪肝无处遁形

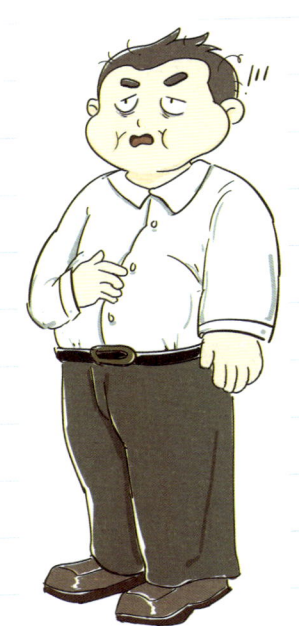

李先生是一位忙碌的企业家，他的生活节奏快速而紧张。由于长时间的工作压力和不良生活习惯，他的身体逐渐"发福"，体重直线上升。最近，他总是感到疲倦、食欲不振，腹部不适。他决定去医院进行一次全面的身体检查。

检查过程中，医生首先给李先生进行了一系列常规检查，包括血液化验、心电图等。然而，这些检查并没有明确提示出李先生所患的

疲倦、食欲不振、腹部
不适

疾病。这时，医生建议李先生进行超声检查。

李先生有些不解："超声检查是做什么的？为什么需要进行超声检查？"医生耐心地解释道："超声检查是一种无创、无痛的检查方式，能够清晰地显示人体内部结构和病变。对于你这种情况，超声检查可以准确地判断肝脏是否健康。"

于是，李先生同意进行超声检查。在检查过程中，医生使用腹部探头扫查李先生的肝脏区域，发现了典型的"明亮肝"表现，这表明李先生体内存在脂肪沉积。结合其他检查结果，医生确诊李先生患有"重度脂肪肝"。

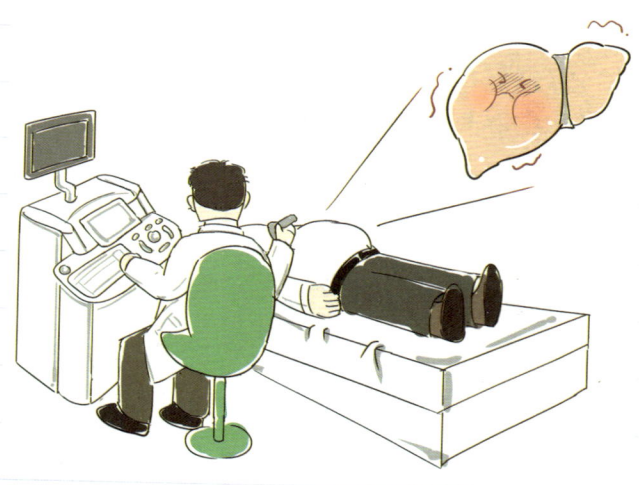

超声提示"脂肪肝"

李先生听到这个诊断结果非常震惊："我怎么会患上重度脂肪肝呢？这是怎么回事？"医生解释道："重度脂肪肝是一种由于长期不良生活习惯导致的疾病。长期工作压力、不良饮食习惯以及缺乏运动都可能是患上重度脂肪肝的原因。"听到这个解释，李先生感到非常沮丧。他意识到自己的健康状况已经非常糟糕，需要立即采取治疗措施。

接下来的日子里，李先生按照医生的意见按时服用相关药物，并逐渐恢复了健康的生活方式。他每天都会按时吃饭，避免油腻和热量过高的食物，同时增加了蔬菜和水果摄入。此外，他还坚持每天进行适量运动，如散步、慢跑和游泳等。随着时间的推移，李先生身体状况逐渐好转，体重逐渐下降，肝脏功能也逐渐恢复正常。超声随访结果显示，肝脏内脂肪沉积逐渐减少，肝脏形态和大小也恢复正常。

在治疗过程中，超声不仅帮助医生准确地诊断了李先生的疾病，还提供了精准的疗效监测。通过超声随访，医生可以及时发现并处理可能出现的问题，确保治疗有效性。同时，超声还可以帮助医生评估患者的预后情况，为患者制订更为合理的康复计划。

这次的经历让李先生深刻体会到了健康的重要性。他明白了只有保持良好的生活习惯和健康的心态，才能拥有健康的身体和美好的生活。同时，他也感谢超声技术在诊断和随访过程中的重要作用，让他能够及时发现并治疗疾病。

这个故事让我们看到了超声技术在医学领域的重要作用。对于"重度脂肪肝"这样的疾病，超声不仅可以提供准确的诊断信息，还能在随访过程中监测病情的变化和治疗效果。这为医生提供了有力的支持，也帮助了患者更好地管理自己的健康。同时，也提醒我们要关注自己的身体状况，及时进行体检和治疗，保持健康的身体状态。

科普小博士

● **脂肪肝会导致肝硬化吗?**

有可能。特别是重度脂肪肝,如果伴有炎症和纤维化,会增加肝硬化的风险。因此,脂肪肝的早期诊断和治疗对于预防肝硬化至关重要。

● **脂肪肝需要忌口吗?**

建议适当忌口。减少高脂、高糖和高盐的食物摄入,增加蔬菜、水果和全谷物的摄入,保持健康的体重,并避免过量饮酒。具体的饮食调整应根据个人营养需求和肝脏状况来定制。

● **脂肪肝可以治好吗?**

有可能。越早介入治疗,越有望恢复。脂肪肝分为以下几个阶段:单纯性脂肪肝、脂肪性肝炎、脂肪性肝纤维化或肝硬化。对于单纯性脂肪肝来说,如果积极治疗(包括通过改变饮食习惯、加强运动来控制体重,戒烟戒酒等),可完全恢复;对于脂肪性肝炎来说,如果能及早发现、积极治疗,大多数患者可以恢复正常。

● **瘦人也会得脂肪肝吗?**

会的。尤其是长期节食、素食、厌食的人,以及慢性肠道疾病患者,若长期营养不良会影响脂肪代谢,多余的脂肪就只能堆积在肝脏,从而引发脂肪肝。

● **脂肪肝与酒精肝一样吗?**

不一样。脂肪肝是指肝脏中脂肪含量异常增多的一种状态。可分为非酒精性脂肪肝和酒精性脂肪肝。非酒精性脂肪肝常与代谢综合征相关联,比如肥胖、糖尿病、高脂血症等疾病。

而酒精肝指长期过度饮酒导致的肝脏损伤,包括酒精性脂肪肝、酒精性肝炎和酒精性肝硬化等一系列变化。

● **脂肪肝严重时的症状有哪些?**

脂肪肝在早期可能没有明显的症状,但随着病情的进展,可能出现乏力、右上腹痛、食欲不振、恶心、呕吐等症状。在脂肪肝晚期，还可能伴有肝功能衰竭和肝硬化的症状。

● **脂肪肝能治愈吗？**

脂肪肝在很大程度上是可以通过生活方式的改变来治愈的。治疗方法包括减少脂肪摄入、增加运动、控制体重、避免饮酒和药物滥用等。对于严重的脂肪肝，可能还需要药物治疗和定期监测。

● **脂肪肝的饮食建议有哪些？**

对非酒精性脂肪肝：

1. 减少富含碳水化合物以及高果糖食品的摄入：每日碳水化合物摄入量应不超过总摄入量的1/3；

2. 控制脂肪及胆固醇摄入：少吃肥肉、动物内脏、蛋黄等；

3. 补充膳食纤维，平衡饮食：多食用蔬菜、适量食用水果。

对酒精性脂肪肝：

1. 戒酒：戒酒并结合及时积极的治疗，可以缓解大部分患者的症状，部分患者甚至可以痊愈；

2. 平衡饮食：采用高蛋白、低脂的饮食方式，并注意补充维生素。

● **体重指数是什么？**

体重指数（BMI）=体重（kg）/身高的平方（m^2），通过该公式来确定一个人是否健康，体重指数大于30为肥胖。

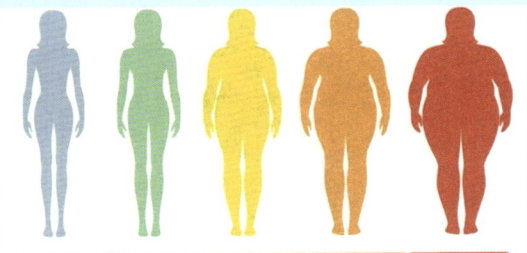

BMI范围	分类	健康不良的风险
<18.5	体重过轻	高
18.5～24.9	正常体重	低
25.0～29.9	超重	中低
30.0～34.9	肥胖Ⅰ级（中度肥胖）	高
35.0～39.9	肥胖Ⅱ级（严重肥胖）	很高
>40	肥胖Ⅲ级（极端肥胖）	极高

肝囊肿会癌变吗？多半是"水泡"！

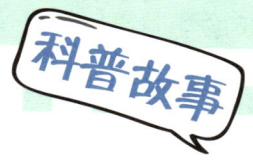

　　刘女士信奉"预防胜于治疗"理念。每年她都会例行体检，以确保自己身体健康。但在这个晴朗的春日早晨，她的心情却莫名有些忐忑。

　　在超声室的门前，刘女士深吸一口气，轻轻推开门。墙上挂着各类医学证书和荣誉，让人不禁生出几分敬意。超声医生张医师是一位中年女性，神情专注，温和的眼神里透露出专业和自信。"刘女士吗？躺上来吧。"张医师温和地指引着。随即，张

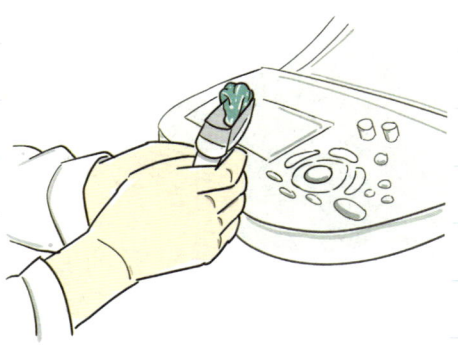

医生涂抹耦合剂

医生将透明的耦合剂涂抹在超声探头上。

　　随着探头触碰到腹部，刘女士感觉到一丝丝凉意。屏幕上显示的是她体内的一部分，一个神秘而复杂的世界。"嗯，这里都挺好的。"张医师边操作边说，她的声音平静而专业，让刘女士稍感宽慰。但就在即将结束时，探头的扫查速度渐渐慢了下来。屏幕

上，一个小小的影像引起了她的注意。

"这是什么？"刘女士紧张地问。

"看起来像是一个小肝囊肿。"张医师解释着，并追问道，"你平时会觉得这里不舒服吗？"

刘女士一脸茫然，轻声道："不会呀，平时一点不舒服都没有。"

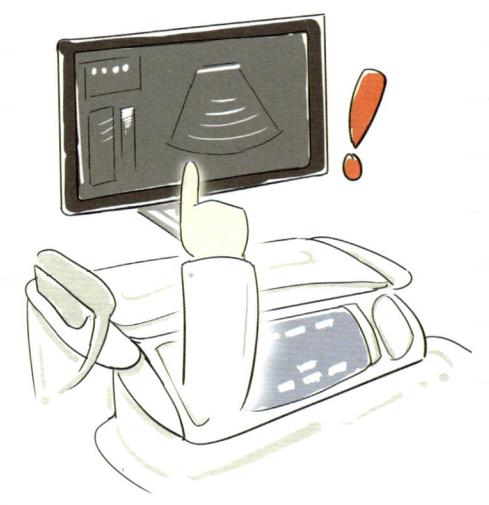

超声提示"肝囊肿"

听到刘女士这么说，张医师点了点头："嗯嗯，那你不用太担心。首先，肝囊肿是比较常见的，而且你这个比较小，直径才 2 cm。"

但刘女士还是很担心，"那我需要做手术吗？"她结结巴巴地问。

"不需要的。只需定期进行超声复查，观察它的变化。大多数情况下，这种囊肿都是良性的，而且不会突然变大。"张医师详细解释着，试图缓解刘女士的紧张情绪。

刘女士松了口气，但心中仍有些忐忑。"医生，我平时生活里需要注意些什么呢？"她问。

"保持正常的生活，不用特别担心。定期来复查就好。我们会用超声技术持续监测，一旦发现任何变化，我们会第一时间跟你说的。"张医师用温和的语气安抚地对患者说着。

离开医院时，刘女士的心情复杂。她深深感叹超声技术的精确和便捷，这让她能够更早地了解到自己的健康状况。同时，她对张医师的专业和耐心充满了敬意，医师详细解释了检查结果，耐心回答了她的各种疑问。

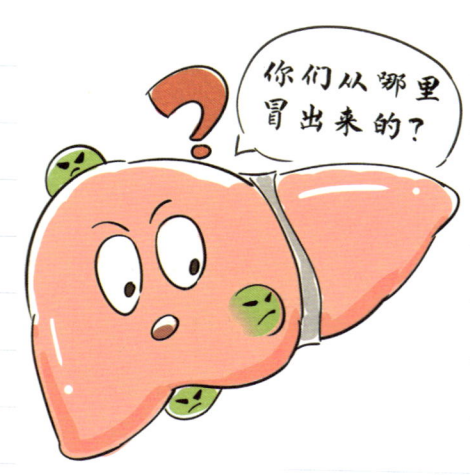

你们从哪里冒出来的？

肝囊肿

尽管肝囊肿让她感到一丝不安，但她明白，自己的健康已经得到了专业人士的监护。这种信任使她感到宽慰。

在接下来的日子里，刘女士定期回到医院进行超声复查。超声探头在肚皮上轻轻划过，腹腔内的结构渐渐映射到了屏幕上。和张医师当时所说一样，她的肝囊肿一直很稳定。每次做检查，刘女士都不免有些紧张，但与超声医生的对话，让她渐渐心安。

对于张医师来说，每一个患者都是一个鲜活的个体，一个需要用心聆听和细心观察的个体。她不仅用她的专业知识为患者带来了健康的保障，也带来了心灵的慰藉。

在这个由超声波串联起来的故事中，刘女士找到了对生活的信心，而张医师则再次证明了她作为一名超声医生的价值和意义。

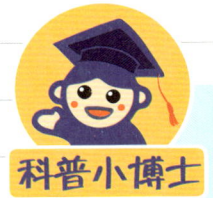

科普小博士

● **肝囊肿会遗传吗？**

单纯性肝囊肿不会遗传，但多发性肝囊肿会遗传。

● **肝囊肿需要治疗吗？**

是否治疗取决于囊肿大小、数量以及是否引起了症状。一般来说，如果没有症状且囊肿较小（通常小于5 cm），可能不需要特殊治疗，只需定期监测。但是，如果囊肿很大（超过5 cm），或者数目众多，引起症状，如腹部疼痛、腹部肿块或感染，这时就需要治疗。治疗措施可能包括药物治疗、酒精注射或手术切除。

● **肝囊肿会癌变吗？**

肝囊肿癌变风险非常低。据统计，单纯性肝囊肿癌变概率约为1%，肝囊肿癌变通常发生在囊肿发生异常变化，如囊壁增厚、囊内出现固体成分等情况时。因此，定期监测和及时诊断非常重要。

● **肝囊肿有没有特效药？**

目前没有。现在治疗肝囊肿的药物通常是用来帮助控制症状或减缓囊肿生长的，例如使用奥曲肽或酒精注射等。但是，这些药物效果因人而异。因此在考虑药物治疗时，建议与医生充分交流，选择最适合自己的治疗方法。

胆囊结石的急诊警醒

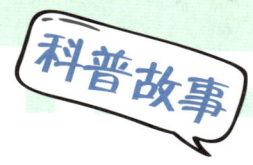

朱女士，一名40岁的女性，她很乐观，总是笑容满面，但这笑容背后隐藏着一些不为人知的痛苦。由于工作的原因她非常忙碌且应酬很多，经常吃油腻的食物，忽视了身体发出的警告信号。

一个下午，朱女士正坐在客厅沙发上，手里拿着一份工作报告，但她的注意力并不在纸张上。她的脸上突然显露出不适，手不自觉地抚摸着自己的腹部。

"妈妈，你怎么了？"她的女儿小梅关切地问道。

朱女士强笑着回答："没事，可能是最近太累了。"

但她心里清楚，这已经不是第一次肚子不舒服了。胀痛、消化不良，甚至偶尔的恶心和呕吐，这一切都被她归咎于工作压

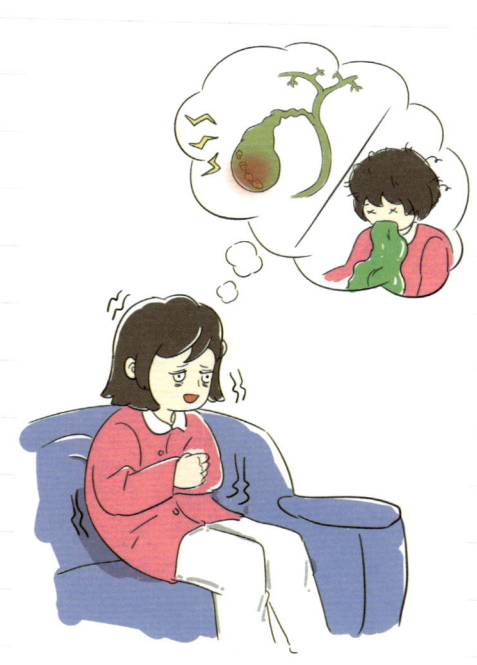

胀痛、呕吐、消化不良

力大和不规律的饮食。

直到一个痛苦难忍的夜晚，朱女士终于无法忍受。她被紧急送往医院，整个人脸色苍白，汗水浸湿了额头。

在医院的急诊室，医生迅速安排了一系列检查，包括超声检查。检查过程中，医生的眉头紧锁。

"你看，胆囊里有石头，直径有3 cm了，胆囊壁也增厚了，很毛糙，还有钙化现象，你这是慢性胆囊炎急性发作啦。"医生一边不断调整着超声探头的角度，一边安慰道："幸运的是，我们发现得早，可以及时处理。"

朱女士的心一沉，悔恨和不安在心头交织。"你经常吃油腻的食物吗？"医生询问。朱女士点了点头，眼里闪过一丝顿悟的光芒。"这就是原因之一。"医生解释说，"超声检查帮助我们发现了这个问题，现在最重要的是配合治疗和调整你的饮食习惯。"

在医院的几天里，朱女士接受了胆囊切除术治疗，同时也进行了深刻的自我反思。她决定改变自己的生活方式，更加注意饮食健康。

出院那天，朱女士站在医院门口，深深地吸了一口气。"从今天开始，我要好好照顾自己。"

小梅紧紧地握住她的手，眼中充满了支持和爱。"妈妈，我

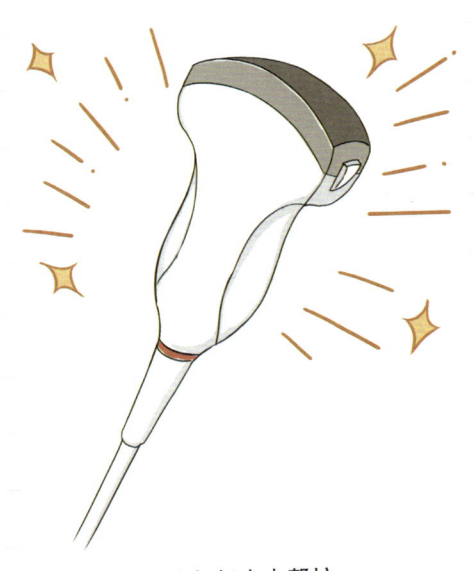

腹部超声来帮忙

们一起加油。"小梅鼓励道。

朱女士点头，心中涌现出前所未有的决心。她明白，这不仅仅是为了自己，也是为了爱她和她爱的人。

从那天起，朱女士开始了她的健康之旅。她学习了健康饮食的知识，开始定期锻炼，甚至加入了一个健康生活的社交群体，与同样有着健康目标的人一起交流和相互鼓励。

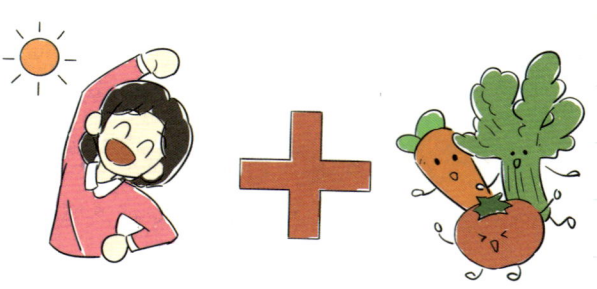

健康的生活方式和饮食习惯

几个月后，她再次进行了超声检查。医生看着检查结果，微笑着说："朱女士，手术区域愈合良好、没有积液，胆管走行正常、没有结石残留，没有腹水。你的身体恢复得挺好的，继续保持。"

朱女士感激地点头。她知道，这一切都要感谢最初的那次超声检查，它不仅使她意识到自己的健康问题，而且指导了治疗，更是她改变生活习惯的起点。

朱女士站在镜子前，看着自己健康的体态和容光焕发的面容，心中充满了感激和希望。她明白，生活中的每一个回声，无论是喜是忧，都值得我们认真聆听和回应。

朱女士的故事不仅仅是关于健康的觉醒，更是关于生活态度的转变。她的经历使我们认识到及时的医疗检查和健康的生活方式的重要性。超声检查在这一过程中扮演了关键的角色，它不仅帮助诊断了朱女士的病情，也成为她改变生活轨迹的催化剂。

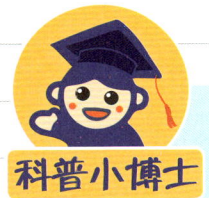

科普小博士

● **胆囊结石是怎样形成的？**

1．胆固醇结石：当胆汁中的胆固醇浓度过高，超过胆汁中其他成分（如磷脂和胆汁酸）能溶解的量时，胆固醇就会结晶形成结石。

2．胆色素结石：由胆管中的细菌分解胆红素后产生的化学物质沉积而成。

3．混合性结石：含有胆固醇和胆色素，是胆囊结石病中最常见的类型。

● **胆囊结石的症状有哪些？**

1．右上腹疼痛：特别是在饭后或夜间。

2．恶心和呕吐：当结石移动或阻塞胆管时。

3．消化不良：由于胆汁流动受阻，影响脂肪的消化。

4．黄疸：如果结石阻塞了胆管，可能导致皮肤和眼睛发黄。

5．发热和寒战：可能是胆管感染（胆管炎）的迹象。

● **胆囊结石患者饮食习惯要注意什么？**

1．减少脂肪摄入：低脂肪饮食有助于减少胆汁的分泌，从而降低结石形成的风险。

2．控制胆固醇摄入：减少蛋黄、红肉和奶酪等高胆固醇食物的摄入。

3．增加膳食纤维：高纤维食物有助于减少胆固醇的吸收。

4．适量饮水：保持充足的水分摄入有助于稀释胆汁，减少结石形成的风险。

5．避免过多糖分和精制碳水化合物：这些食物可能会影响胆固醇水平。

● **胆囊结石多大才需要手术治疗？**

大于2 cm。但当结石直径小于2 cm合并以下情况时也建议手术治疗：

1．症状反复发作。

2．充满型结石或泥沙样结石。

3．合并有糖尿病、高血压、心脏病等。

4．胆囊结石病史超过十年，或者患者年龄大于60岁。

5．合并有胆囊息肉、胆囊腺肌症或者胆囊壁增厚、胆囊萎缩，以及家族有胆囊癌病史等，不排除胆囊恶性肿瘤可能或高危因素患者，也建议尽快手术治疗。

● **胆囊切除后对生活有什么影响？**

胆囊切除术总体上是安全的，绝大多数并不会出现明显的临床症状。但胆囊切除术后也可能出现一些并发症，主要包括：奥狄（Oddi）括约肌功能障碍相关性胆源性腹痛、术后消化功能紊乱相关性腹胀和腹泻等。

小小息肉无处遁形

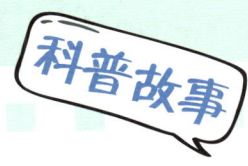

在小镇医院里，阳光透过窗户洒进大堂，温暖而宁静。医生和护士们穿梭在走廊上，专心致志地为患者提供医疗服务。在这个小镇上，有一位备受尊敬的超声科医生，他叫李文。他的技术精湛，待人亲切而耐心，一直致力于为患者提供最好的医疗诊断和治疗。

一天，李文医生接诊了一个患者，这位患者名叫王小华，是镇上的一名中年妇女，她一直以来都非常注重自己的健康状况，但最近一次的体检结果却让她感到担忧。体检报告上显示她的胆囊上有多个息肉，最大的是5 mm×4 mm，这个消息让她感到焦虑不安。

王小华坐在李文医生的诊室里，她的脸上写满了担忧。李文医生亲切地走近她，微笑着说道："王小华，您好。我看了您的体检报告，发现了胆囊上的息肉。请不要太过担心，这个大小的息肉通常是良性的，不会立刻引发严重问题。一会我们再做一个超声检查。"

王小华松了口气，她知道自己找对了医生。她问道："医生，超声检查是什么？它能看到我的息肉吗？"

李文医生解释道："能，超声检查是一种无创的医学检查方法，是通过使用超声波来观察人体内部器官的结构和功能。而且这个检查非常安全，不会对您造成任何伤害，它可以提供清晰图像，帮助我们了解息肉大小、形状和位置。通过超声检查，我们可以更准确地评估情况，制订合适的治疗方案。"

王小华点了点头，同意进行超声检查。李文医生为她安排了检查时间，然后详细解释了检查过程。几天后，王小华来到医院进行超声检查。她躺在检查床上，身边是一台超声仪器。超声医生将耦合剂涂抹在探头上，然后在胆囊区域进行检查。

在屏幕上，王小华看到了自己的胆囊，以及那个小小的息肉。她能够清晰地看到它的形状和位置。超声医生专注地进行检查，而王小华则紧张地等待结果。

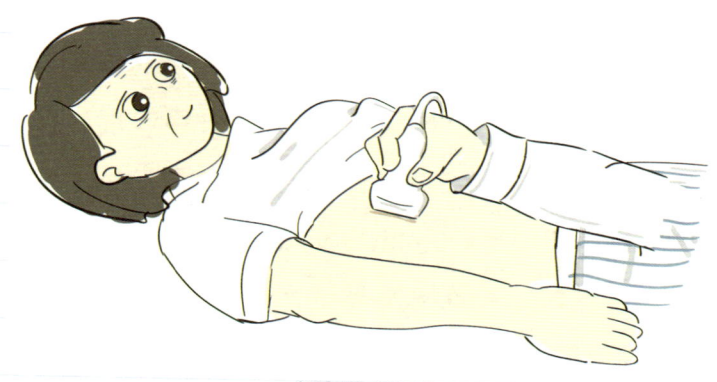

超声检查胆囊

李文医生观察着超声仪器的屏幕，他解释道："王小华女士，从超声图像来看，通过对您的胆囊息肉的大小和形状分析，考虑是一个良性的病变，目前并没有出现任何恶性特征。这是一个好消息。"

王小华松了一口气，她感到放心了许多。李文医生继续说道："我们将制订一个随访计划，定期进行超声检查，以监测息肉的生长情况。同时，您还需要注意饮食和生活方式，尽量避免高脂肪和高胆固醇的食物，保持锻炼和健康的生活方式。这些都可以帮助您减缓息肉的生长。"

王小华点头回应，并决心改善自己的生活方式。她深深地感激着李文医生的专业建议和温暖关怀。

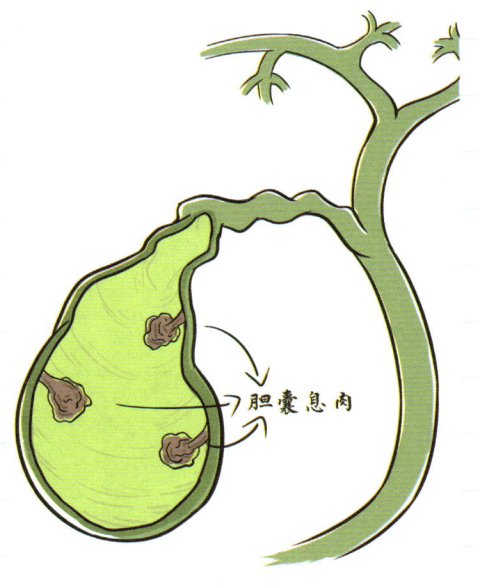

胆囊息肉

随着时间的推移，王小华积极地改善了自己的生活方式，每天坚持锻炼，控制饮食，保持健康的生活态度。定期的超声检查也让她感到安心，她知道自己的健康在专业医生的关怀下得到了最好的保护。

在这个小镇上，超声检查成为一种重要的医学工具，这种方便、经济、安全的工具帮助医生们更准确地诊断和治疗患者的疾病。而对于王小华来说，超声检查不仅帮助她了解了自己的病情，还让她重新审视了自己的生活方式，迈向了更加健康和积极的人生。

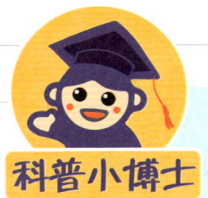

科普小博士

● **胆囊息肉怎么形成的?**

确切的形成原因尚不完全清楚,但可能与慢性炎症、胆固醇沉积、遗传因素、激素变化、结石的长期刺激有关。

● **胆囊息肉需不需要治疗?**

是否需要治疗取决于息肉的类型、大小、数量以及是否有癌变的风险。腺瘤性息肉通常需要治疗,因为它们有潜在癌变风险。非腺瘤性息肉可能只需要监测,但最终是否需要治疗应由医生评估。

● **什么样的息肉需要切除?**

通常,以下类型的息肉需要切除:

1. 腺瘤性息肉:无论大小,都有一定的癌变风险,通常建议切除。

2. 较大的非腺瘤性息肉:直径大于1 cm的非腺瘤性息肉可能需要切除,因为它们癌变风险较高。

● **胆囊息肉饮食需要注意什么?**

低脂肪饮食、均衡营养、避免刺激性食物、控制胆固醇摄入、适量饮水。饮食调整应结合医生的建议进行,并在必要时进行药物治疗或手术治疗。

不可忽视的"青春杀手"

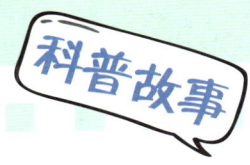

科普故事

25岁的小花是个活泼可爱的女孩，生活中充满了乐趣和冒险精神。但最近，她遇到了一点小麻烦——在和男朋友愉快的周末约会后，她感到下腹部有些不适。

起初，她以为可能是吃坏了肚子，于是笑着对自己说："可能是那个超级辣的火锅惹的祸。"

然而，疼痛并没有如预期那样消失，反而逐渐加剧。

第二天小花只能捂着肚子蜷缩在床上，面部表情十分狰狞，她尝试着各种"家庭疗法"，例如用热水袋、泡姜茶，甚至试图用看喜剧片的方式分散注意力，但都没能减轻疼痛。疼痛持续加剧，小花决定去医院急诊科。她到达医院时，医护人员见到她痛苦的样子，迅速为她安排了超声检查。

当小花躺在超声室的检查床上时，超声科医生认真

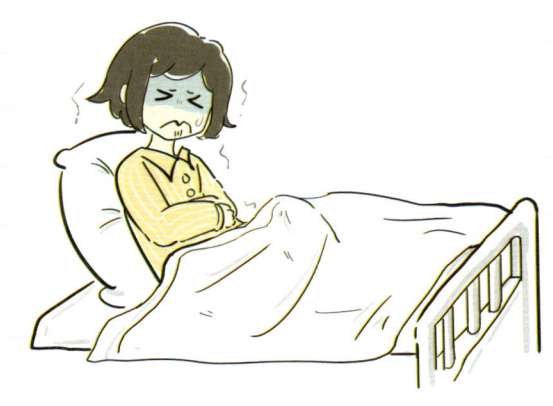

蜷缩在床上的小花

地操作着仪器。这次检查的目的是找出小花腹部疼痛的原因。

随着探头在她的下腹部缓缓移动，腹部的情况逐渐显示在屏幕上。超声波在通过人体组织时的反射程度不同，因此能够在屏幕上形成不同的影像。正常情况下，子宫和附近的结构应该显示为规则的、均匀的图像。然而，在小花的检查中，医生注意到了右侧附件区有一个不寻常的结构。这个结构呈现为一个环形的、低回声（暗区）的图像，周围有一圈明亮的回声。这种特征提示可能面临一个黄体破裂的情况。阴道彩超提示右侧卵巢见一个稍高回声团，大小约22 mm×22 mm×21 mm，边界清，内见网状分隔。子宫后方见范围约71 mm×30 mm×53 mm的混合低回声区，盆腔见深约61 mm的液性无回声区，医生考虑是黄体血肿破裂的可能。黄体破裂是指卵巢中的黄体发生破裂，导致腹腔内出血。在超声图像中，这通常表现为一个典型的环状或囊性结构，周围可能伴有游离液体，这是由于破裂引起的血液积聚。

对于黄体破裂的诊断，超声检查具有至关重要的作用。它不仅可以帮助医生识别出黄体破裂的特征性图像，还可以通过评估附件区域和盆腔内液体的量来判断破裂的严重程度。此外，超声还可以排除其他可能引起类似症状的疾病，如异位妊娠或卵巢囊肿扭转。

在小花的案例中，超声检查显示的黄体破裂迹象明显，医生向她详细解释了

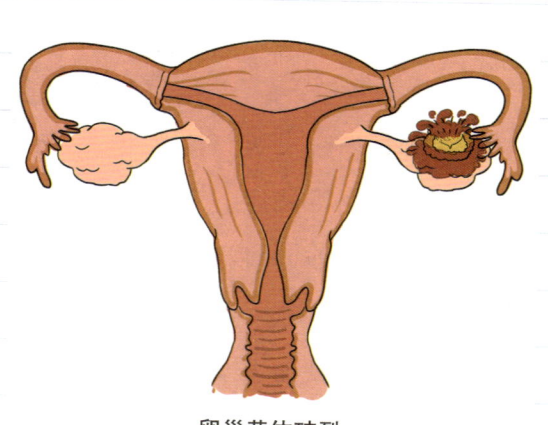

卵巢黄体破裂

这一疾病的发生及原因。医生告诉她，尽管这个情况听起来可能令人担忧，但黄体破裂在大多数情况下可以通过保守治疗来处理。然而，由于她的疼痛和超声所显示的积液量，妇科医生建议她接受腹腔镜手术以更直接地处理这一问题。超声检查不仅帮助医生确诊了小花的疾病，而且为其后续的治疗提供了重要指导。这个案例证明了超声在现代医学诊断中的不可替代性，特别是在妇科疾病的诊断过程中。

后续的手术非常成功，在医院的康复过程中，小花成了护士们的开心果。她总是用她的幽默感和乐观态度感染着周围的人。她甚至开始写博客，分享自己的经历和对健康的新认识。

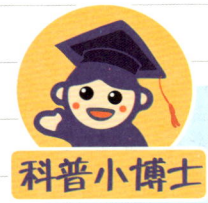

科普小博士

● **卵巢黄体破裂和胖瘦有关吗？**

有研究表明体形偏瘦的患者其卵巢黄体破裂的概率会增加，因为体形偏瘦，腹部脂肪少，在同房或剧烈运动后造成卵巢黄体破裂出血的缓冲作用相对于体重指数较高的女性来说保护性降低。

● **卵巢黄体破裂都需要手术吗？**

一种是保守治疗，适用于生命体征平稳，内出血没有进一步增加的患者。保守治疗过程应监测患者的血常规及生命体征变化，如果患者血压平稳、心率正常，血色素稳定，没有进一步进行性下降，则可以继续观察。在凝血功能正常的情况下，黄体破裂部位的小血管多数都可发生自凝，使活动性出血停止，而腹腔内原有的积血也可以被腹膜或大网膜吸收，腹痛症状也会随之缓解。

另外一种治疗方式是手术治疗，适用于内出血多、就诊时已经休克或者血红蛋白进行性下降的患者。手术过程中首先应清除出血部位黄体组织，找到出血部位，终止黄体部位的活动性出血，在出血停止后再进一步清理腹腔内的积血。

● **卵巢黄体破裂会反复发作吗？**

卵巢黄体破裂可以反复发生。

● **既往有过黄体破裂，有哪些生活指导？**

黄体破裂常在外力作用下发生。如剧烈跳跃、奔跑或下腹受到冲击，均可导致腹压突然升高，从而造成黄体破裂。此外，性生活时，女性生殖器官扩张、充血，黄体内张力升高，加上男方动作粗鲁，也可导致黄体破裂。所以应避免和防止上述外力因素。痊愈出院后，建议连续服用3~6个月的避孕药，调节激素水平，防止黄体自身破裂的发生，后续应定期复查。

超声下的转机：卵巢囊肿蒂扭转

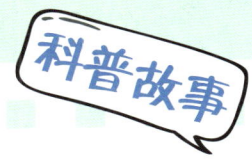

在一个看似普通的周六早晨，一位平日里活力四射的26岁女性小梅正在享受她的周末悠闲时光。

然而，就在她计划好一天的各种活动时，一阵突如其来的下腹痛打破了这份宁静。最初，小梅以为这只是因为前一天晚上尝试了一家新开的墨西哥餐厅的辣味塔可。她甚至还自嘲道："看来我的胃还没准备好接受这种国际化的挑战。"但很快，这种轻松的心态被不断加剧的疼痛所替代。这种疼痛不同于她以往经历的任何不适。它像是一只顽皮的小猫在她的腹部搔挠，时而轻柔，时而猛烈。

起初，她还试图通过做瑜伽来缓解这种不适，想象着自己是一棵在风中摇摆的柳树，但很快她发现自己更像是一只挣扎的章鱼，被疼痛的触手缠绕。小梅的腰骶部也开始加入这场不请自来的疼痛"派对"。起初只是轻微的酸痛，不久后就变成了一种深入骨髓的刺痛，使她坐立难安。随着时间的推移，这场疼痛盛宴愈演愈烈，让李梅不得不承认，这已经不是普通的胃痛或肌肉拉伤了。她开始担心，这或许是身体在向她发送的某种更严重的信号。

随着疼痛从轻拍变成了重击，小梅意识到这不仅仅是一场小小的身体不适。她的脸色逐渐苍白，每一次呼吸都像是在与疼痛做斗争。最终，她决定去医院的急诊科求助，她的朋友小张急忙驾车将她送往最近的医院。

到达医院时，小梅被迅速从车上搀扶到了轮椅上，急诊室的门像是通往另一个世界的入口。四周是忙碌的医护人员，他们的脚步急促，脸上写满了专注和紧张。急诊室里充满了各种声音——医疗设备的嘟嘟声，其他患者的交谈声，还有医护人员间的沟通声。

小梅被推进了一个忙碌的区域。在这里，时间仿佛加快了脚步，每一个动作都显得那么迅速而精准。急诊医生迅速对小梅进行了初步检查，询问了她的症状和疼痛的性质。医生的目光在她的脸和腹部之间来回穿梭，他的手轻轻地在她的腹部按

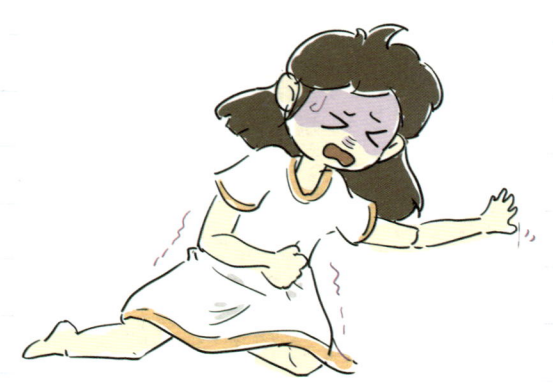

疼痛不堪的李梅

压，每一次触摸都让小梅感到一阵阵的痛楚。在短暂的询问和检查后，医生立即决定安排小梅进行超声检查。

超声科医生是一位经验丰富的专家，他仔细地进行了检查。超声波穿透小梅的腹部，逐渐揭示了问题的所在。医生在屏幕上发现了一个位于卵巢的囊性包块，形态不规则、轮廓欠清晰、内含清亮液体、囊壁可因水肿而不同程度增厚、探头触痛明显、周围血流显著减少、扭转的蒂部多呈条索状低回声。这是典型的卵巢囊肿蒂扭转的迹象。

　　医生向小梅解释了她的情况，卵巢囊肿蒂扭转是一种急性妇科疾病，需要立即进行手术治疗。小梅被安排进行腹腔镜手术，这是一种微创手术，可以有效地处理她的状况。手术当天，李梅被送入手术室。腹腔镜手术通过几个小切口进行，医生

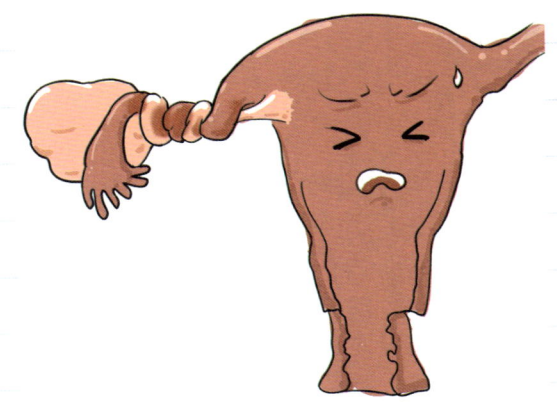

卵巢囊肿蒂扭转

精准地定位并解除了扭转，同时检查并保留了卵巢的健康组织。

　　手术顺利完成，小梅被送到恢复室休息。手术后的恢复过程比小梅预期的要快。在医护人员的精心照料下，她手术后几个小时就可以自己下床上厕所，疼痛也得到了一定的缓解。在出院前，医生对她进行了详细的健康教育，包括如何预防卵巢囊肿的复发等。

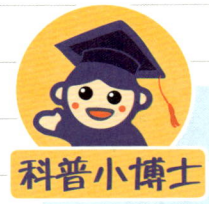

● **卵巢囊肿蒂扭转很常见吗?**

相关文献报道,卵巢囊肿蒂扭转发病率约占妇科急腹症患者 3% 左右,发生于任何年龄段发病。

● **体检发现卵巢囊肿,需要怎么办,需要立即手术吗?**

绝经前无症状卵巢囊肿多为功能性囊肿,无需治疗可自行消退或无明显变化。直径＜10 cm者可观察,经观察后囊肿不消失或继续增大,排除生理性囊肿后,可酌情手术;直径≥10 cm的卵巢囊肿推荐手术治疗。月经初潮前的卵巢囊肿应该予以重视,建议转诊妇科肿瘤医生进一步诊治。

无症状绝经后卵巢囊肿经过综合评估恶性可能性较低者（RMI＜200）,特别是不存在乳腺癌-卵巢癌家族史者,可选择随访观察;直径＜5 cm的单侧单房囊肿,尤其是不合并实性或乳头状成分者,恶性风险＜1%,半数以上可在3个月内自行消失,联合血清CA125及超声检查定期随访,推荐随访间隔为8～12周,并根据临床表现及体征作出灵活调整。有症状绝经后囊肿应积极治疗。

紧急情况:如果是囊肿破裂或扭转引起的急性腹痛,则需要紧急就医,因为囊肿扭转造成的卵巢血供不足会对卵巢储备功能造成不可逆的损伤,不及时救治可能发生卵巢缺血性坏死,需要急诊手术才有可能挽救正常的卵巢组织。

合并不孕:部分卵巢囊肿例如巧克力囊肿会引起不孕,所以合并不孕症时囊肿大于4 cm以及有近期备孕计划者需要积极考虑手术治疗了。

● **恶性肿瘤风险指数（RMI）是什么？**

RMI主要通过超声检查特征、绝经情况和CA125水平来预测绝经后女性罹患卵巢恶性肿瘤风险。具体算法：RMI = $U \times M \times$ CA125（U为超声评分：$U=0$，超声无得分；$U=1$，超声得1分；$U=3$，超声得2～5分。M为更年期状态：$M=1$，绝经前女性；$M=3$，绝经后女性）。绝经后女性RMI截断值为200时，其卵巢恶性肿瘤预测灵敏度和特异度分别高达84.0%和87.7%。2016年的一项最新研究报告称，采用两步分流模型，结合超声结果＋RMI，卵巢癌的检出率提高至85%。

● **多大的卵巢囊肿容易蒂扭转？**

发生蒂扭转的卵巢肿瘤位置多较高，常位于成中线或子宫左、右、前上方，肿瘤内部回声多以囊性或囊实混合为主。多为中等大小，其平均直径约为8 cm，位于子宫底部的皮样囊肿易发生蒂扭转。

● **卵巢囊肿蒂扭转了可以再转回去吗？**

如囊肿为不完全扭转，则可有自行复位的可能。而对于囊肿完全性扭转不能恢复的患者，因瘤蒂持续压迫动脉血流，最终可能会导致卵巢缺血、坏死。因此，一旦确诊为卵巢囊肿蒂扭转，应立即行手术治疗，避免卵巢坏死的不良结局。

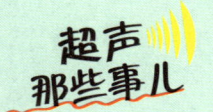
女性难"炎"之隐：盆腔炎

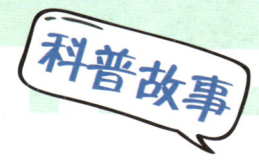科普故事

　　一个风和日丽的周末早上，小娜却感觉到一丝不寻常的寒意。她裹紧了自己的外套，认为可能是早晨的凉意，继续忙碌着准备郊游的食物。然而，随着时间的推移，她感到越来越冷，甚至开始轻微发抖。她触摸自己的额头，感到异常的炽热，同时腹部开始出现阵发性剧烈疼痛，越来越强烈。尽管此前已在其他医院就诊，并进行了抗生素治疗，但未见明显好转。

　　当剧烈的腹痛袭来时，这种感觉更加明显。小娜的身体开始交替地感到发冷和发热。她试图用额头上冒出的汗水和不断升高的体温来开玩笑，以减轻痛苦："感觉自己像待在一个发热的烤箱。"

　　她的猫咪"球球"似乎也察觉到了她的不适，紧紧地贴在她的脚边，好像在尝试给她提供一些温暖。小娜感到自己的手脚冰凉，而额头却异常灼热。这种反常的体温变化让她明白，这不仅仅是一次普通的不适，需要立即就医。

　　在前往医院前，她的丈夫用毯子将她紧紧包裹起来，尽管如此，路上她仍然感到一阵阵的寒冷和发热交替袭来。她尝试保持轻松的心情，但每一次腹部的疼痛和身体的颤抖都提醒着她，这次的病症可能比她想象的要严重。

随着车子急速穿梭于城市的街道，小娜躺在座位上，感受到每一个转弯和颠簸。她的丈夫坐在她身边，紧紧握着她的手，尽管他自己也显得很紧张，但仍努力展现出镇定的样子。他们穿过医院的走廊，护士和医生快步穿梭，空气中弥漫着消毒水的气味。

到达急诊室后，一位年轻的医生迅速接手了小娜的情况。他看起来不仅专业而且充满活力，给人一种安心的感觉。在进行了快速但彻底的体检后，他建议进行超声检查，以便更准确地诊断小娜的状况。

小娜被轻轻地搀扶到超声室。她试图用幽默来缓解紧张的气氛："我猜我的肚子里面有点问题，您稍微轻一点，现在很痛。"超声医生笑了笑，回应道："我们每天都会接触各种疼痛患者，不要紧张，一定会好起来的。"

超声室里充满了科技感。屏幕上显示着她体内的图像，她觉得这就像是在看一部科幻电影。

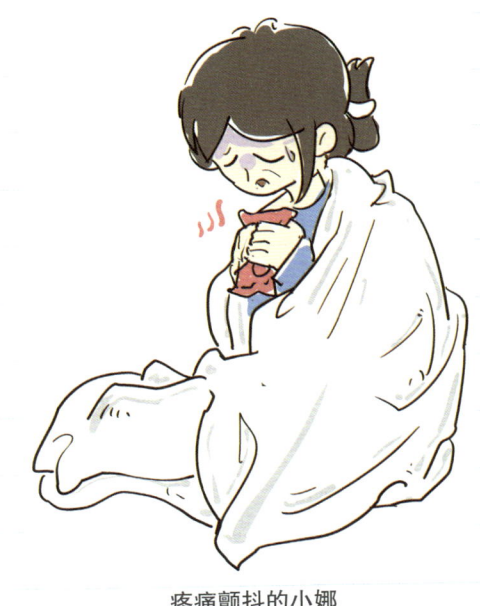

疼痛颤抖的小娜

医生在操作机器，屏幕上的图像不断变化，小娜好奇地观察着，尽管她并不真正懂这些图像代表什么。

"你看，这是你的肾脏，它们看起来很健康。"医生指着屏幕上的一个区域，试图让小娜参与到这次检查中来。尽管小娜对自己的肾脏感到欣慰，但她的心思更多地在担心那些未知的黑影和模糊的轮廓。

检查过程中，小娜感觉到了些许的不适，但医生的专业和温柔使得这次经历变得不那么可怕。当屏幕上出现了一些异常的图像时，医生的眉头紧锁，但他的声音依然平静："看来我们找到了造成你痛苦的原因了。"

在超声室内，小娜紧张地躺在检查床上，屏幕上的图像成了她全部的注意焦点。医生开始详细解释他们所看到的内容，他的声音平静而专业。

"这里是你的盆腔区域。"医生指着屏幕上的一块区域说。在超声波的帮助下，屏幕上显示出了小娜体内的器官。医生的指尖在屏幕上轻轻移动，认真观察着超声的每一帧图片。

随后，他的指尖停在了一个特定的区域，说道："看这里，一侧附件区查到一个7.5 cm×4.5 cm的节段性囊性扩张并伴有分隔的回声，壁厚能见分层，内部囊液透声差，显得浓稠，后方回声明显增强；另外一侧附件发现这样的图像：一个囊性占位，呈毛玻璃样改变，后方回声稍增强，大小约5.34 cm×2.35 cm。"他解释说，"考虑你是输卵管感染伴积液合并巧克力囊肿，它是盆腔炎性疾病的一种，通常是由感染引起的，可以导致盆腔内组织的炎症。"

小娜仔细听着医生的解释，尽管她对医学知识不太了解，但医生用简单的语言帮助她理解了情况的严重性。屏幕上的图像对她来说似乎是另一个世界的景象，但在医生的解释下，她开始明白这些图像是如何关联到她现在的症状。

医生继续解释，盆腔炎性疾病如果不及时治疗，可能会导致严重的并发症，包括不孕症或慢性腹痛。他强调了及时治疗的重要性，同时也表达了对小娜痊愈的期望。

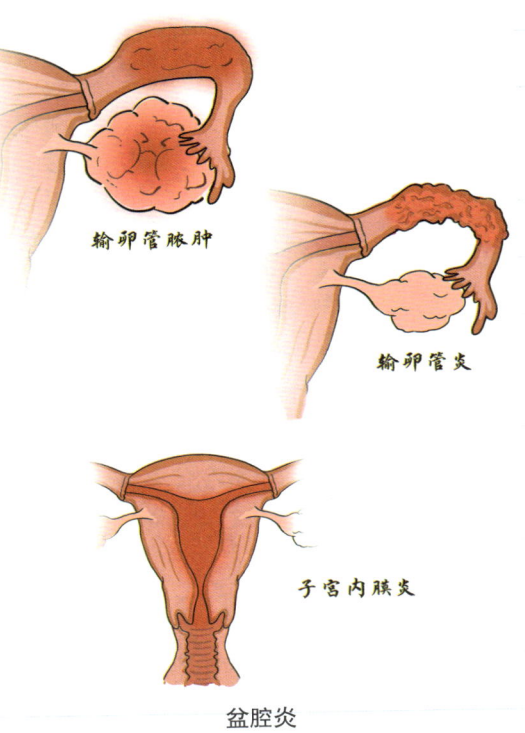

输卵管脓肿

输卵管炎

子宫内膜炎

盆腔炎

小娜听着医生的话，心中充满了各种情绪。虽然她害怕未知的治疗过程，但同时也感到一种莫名的安心，因为至少现在她知道了自己身体发生了什么，而且有专业的医疗团队在支持她。

最后，小娜接受了手术治疗。在接下来的几天里，小娜在医院接受了严密的监护。渐渐地，她的症状开始缓解。在病床上，她开始反思自己过去忽视健康的行为，决心在未来更加关注自己的身体。

经过一周的治疗，小娜的状况显著好转。医生告诉她可以出院了。她感激地握住医生的手，感谢他们的专业和关怀。在回家的路上，她深深地吸了一口空气，感受到了久违的活力。

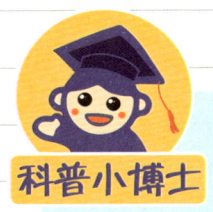

科普小博士

● **出现肚子疼怎么区别盆腔炎和胃肠炎？**

盆腔炎和胃肠炎是两种常见的疾病，虽然这两种疾病都会出现下腹疼痛的症状，但它们是两种完全不同的疾病。

胃肠炎主要是发生在胃肠道的疾病，患者会感到下腹部明显的疼痛，偶尔可能会有恶心、腹泻的情况。主要是由细菌、病毒、真菌和寄生虫等病原体感染而成的，有可能会出现腹泻、腹痛、呕吐等症状。胃肠炎病程比较漫长且容易反复发作。

而盆腔炎症一般是盆腔感染，常发生在产后或流产后，主要表现在下腹痛、发热、阴道分泌物增多和持续性腹痛。

● **盆腔炎能治好吗？**

如果是急性盆腔炎的情况，及时发现，及时诊断，及时治疗的话大多数是可以根治的；而慢性盆腔炎的致病因素复杂、迁延难愈、容易复发，是难以根治的。

● **慢性盆腔炎怎么治？**

一般治疗：调整情绪，合理膳食补充营养，加强锻炼，注意工作与休息的结合，提高身体免疫力。避免再次感染或传播感染。

中西医治疗：抗菌药物治疗。

手术治疗：药物治疗无效，体温持续不下降，中毒症状加重或肿块增大，需要及时手术；药物治疗后肿块仍未消失，应手术切除；脓肿破裂需在抗生素治疗的同时进行剖腹探查。

● **急性盆腔炎都有什么症状？**

下腹疼痛、肌肉紧张、有压痛及反跳痛；阴道有大量脓性分泌物，白带发黄有臭味；常伴有高热、头痛、寒战、食欲不振；有腹膜炎时出现恶心呕吐、腹胀腹泻等；有脓肿形成时，会出现排尿、排便困难。

● **盆腔炎需要手术吗？**

急性盆腔炎主要以抗生素药物抗感染治疗为主，必要时才通过手术治疗。以下3种情况出现时医生会建议你进行手术治疗：

1. 经抗生素治疗无效的盆腔脓肿或输卵管卵巢脓肿；

2. 药物治疗2~3周后脓肿尚未消失；

3. 脓肿破裂。盆腔炎的治疗是以抗生素为主的药物治疗，必要的时候需要进行手术治疗，而抗生素的使用对于盆腔炎来说一定要足量、足疗程。

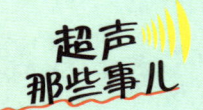

超声之窗：多囊卵巢综合征患者生活转变的旅程

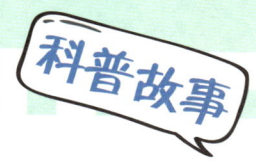

  26岁的静静是一位职场新人，忙碌而充实的生活让她几乎忽略了自己的健康，经常吃外卖没有合理控制饮食导致她的体重增长至67 kg，BMI达到28 kg/m²，脸上还冒出好几个青春痘。在一次公司组织的体检中，她惊讶地发现自己的腰臀比达到了0.91，意味着她有很明显的腹型肥胖的问题。尽管她一直觉得自己"只是有点圆润"，这个结果却让她开始关注起自己的身体状况。

  体检结果引起了静静的担忧，她决定去医院进行更全面的检查。在妇科医生的建议下，静静紧张地踏入了医院的超声室。室内的空气中弥漫着一种淡淡的消毒水味道，墙上挂着各种关于妇女健康的宣传海报。

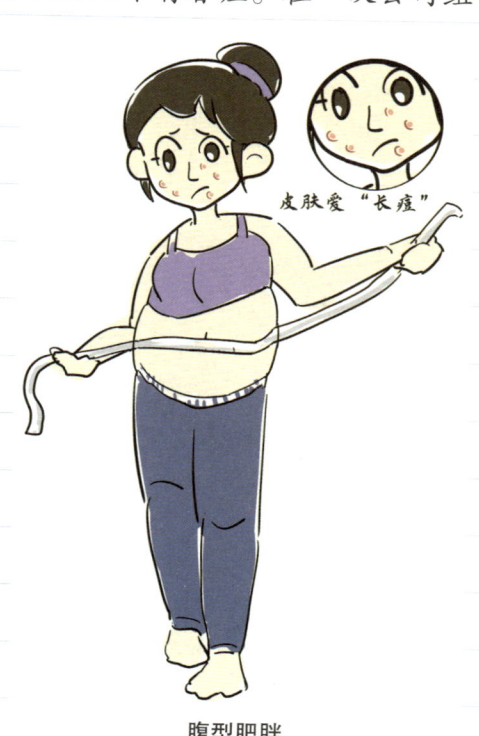

皮肤爱"长痘"

腹型肥胖

　　超声科医生微笑着迎接她，试图缓解她的紧张情绪。"别担心，这个过程很简单，不会有任何痛苦。"超声科医生温和地说着，指导静静躺在检查床上。当冷冰冰的耦合剂涂抹在她的腹部时，静静不由得轻轻打了个寒战。屏幕上逐渐出现了她体内的影像，超声科医生认真地调整着探头，屏幕上的图像随之变化。静静好奇地盯着这些她完全看不懂的图像，心里充满了好奇和忐忑。

　　"看，这是你的卵巢。"医生指着屏幕上的一个区域，那里有许多小黑点。"这些小囊肿表明你可能有多囊卵巢综合征（PCOS）。""多囊卵巢综合征？"李静重复着这个陌生的词

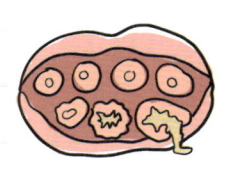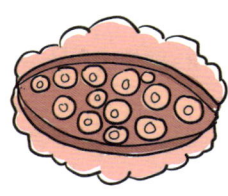

正常卵巢　　　　多囊卵巢
多囊卵巢

汇，她的心跳加速。她以为自己只是去做个简单的检查，却没想到会得到这样的诊断。静静对这个诊断感到震惊和困惑，她从未想过自己会有这样的健康问题。

　　回家后，静静开始在网上搜索关于多囊卵巢综合征的信息。她了解到PCOS不仅影响生育能力，还可能导致长期的健康问题，如2型糖尿病和心血管疾病。她开始认识到，腹型肥胖不仅是外观问题，更是健康的隐忧。

　　决心改变现状的静静开始调整自己的生活方式。她开始坚持健康饮食，减少高糖和高脂食物的摄入，增加蔬菜和全谷物。同时，她也开始进行规律的有氧运动，如快走和游泳。这些改变最初很难坚持，但她慢慢开始享受这种更加健康的生活方式。

　　几个月后，静静再次进行了超声检查。这次的结果让她感到欣

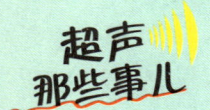

慰——卵巢的囊肿数量明显减少，腰臀比也有所改善。医生对她的进步表示肯定，并鼓励她继续保持健康的生活方式。静静意识到，虽然PCOS无法完全治愈，但通过生活方式的改变，她能够有效控制症状并改善自己的生活质量。

　　一段时间过后，静静不仅在体重和健康上取得了显著的改进，她的生活态度也发生了转变。她开始更加重视自己的健康，也鼓励身边的人关注自己的身体。她意识到，健康不仅是身体的状态，更是一种生活的态度。

科普小博士

● **多囊卵巢综合征不治疗有什么危害吗?**

多囊卵巢综合征是一种影响女性一生的生殖内分泌及代谢紊乱性疾病,虽然原因尚不明确,但是却可以远期发展为糖尿病、高血压、心血管疾病,以及子宫内膜癌与不孕症等。

● **月经久久不来,是多囊卵巢吗?**

不一定。有可能是卵巢早衰、多囊卵巢、过度减肥、压力过大、精神因素、卵巢良性肿瘤等。

● **多囊卵巢综合征能治好吗?**

多囊卵巢一旦出现则终身存在,只有症状和体征可改变或受到治疗的影响。根本性的原因是多囊目前的病因尚不明确,既然病因无法确定,那么也就无从谈起根治了;而且根据大量的临床及实验研究发现,多囊的病变发生在基因水平层面,目前的医疗手段也不具有从基因水平治疗此病的水平。

● **多囊卵巢综合征会影响怀孕吗?**

多囊卵巢综合征虽然会导致不孕,但并不代表绝对不能怀孕。部分多囊卵巢综合征患者有稀发排卵,所以30%～40%的人还是可以自然怀孕,而即便不能怀孕,经过治疗绝大部分也可以怀上宝宝。

Vs

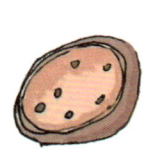

正常卵巢

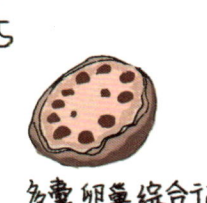

多囊卵巢综合征

在超声波中舞蹈：小陈与她的内分泌之战

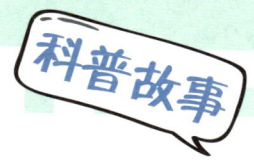

科普故事

　　随着电视剧《爱情而已》的热播，女主梁友安被医生告知患有"巧克力囊肿"，可能会有生育困难等问题，该情节引起广大女性讨论。

　　26岁的小陈是个充满活力的职场女性，生活节奏快速而充实。她总是以积极乐观的态度面对生活的各种挑战，但每个月的那几天，却让她感到无法掌控。

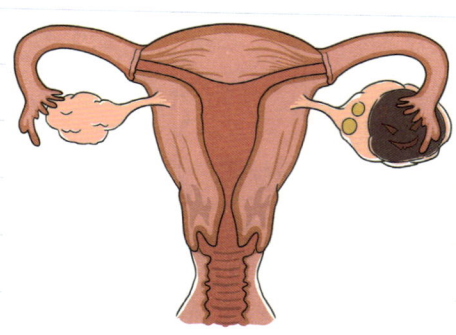

巧克力囊肿

　　每到月经期，小陈就会遭受剧烈的痛经。疼痛如同针扎般锐利，让她不得不蜷缩在床上，连最喜爱的活动也失去了兴致。痛苦不仅仅体现在生理上，她的情绪也受到了极大的影响。痛经像一道无形的障碍，阻碍了她的工作和社交生活。除了痛经，她的月经周期也时常失调，有时提前，有时延后，甚至有时一个月会有两次。这种不规律让她倍感困扰，甚至开始担忧自己的健康状况。

　　她的同事和朋友们对她的状态也感到担忧，但小陈总是尽力隐瞒自己的不适，微笑着告诉他们"我没事"。然而，随着时间的推移，这些症状变得越来越难以忽视。她开始注意到，自己的生活质量正受到这些隐形症状的侵蚀。她不再能像以前那样自由地计划自己的活动和工作，她的生活似乎被这些可预测的痛苦所绑架。

终于有一天，小陈决定去医院寻求专业的帮助，希望找到这些症状背后的原因，渴望恢复到那个充满活力、自由自在的自己。

小陈站在医院的门口，深吸了一口气，鼓起勇气迈进了这个她平日里避之不及的地方。医院的气氛与她平时忙碌的办公室截然不同，空气中弥漫着消毒水的清洁味道，走廊里回荡着匆匆患者的脚步声和医生们低沉的交谈声。

她来到了妇科门诊，发现候诊区里坐着许多和她一样的年轻女性，有的焦虑地翻阅着杂志，有的默默地玩着手机。小陈也找了个座位，让自己尽量看起来淡定一些，但她的心却像小鹿一样乱撞。

终于轮到她了，一位和蔼的妇科医生微笑着问她："你好，请问有什么不舒服吗？"小陈尴尬地讲述了自己的症状，医生听得很认真，不时点头记录。小陈意外地发现，分享自己的困扰并没有想象中那么难，医生的专业和同情让她感到安心。医生建议小陈做一个超声检查，以便更好地了解她的情况。

在超声室，医生轻柔地指导她躺在检查床上，调整好位置。随着冷冰冰的凝胶涂抹在她的腹部，小陈忍不住打了个哆嗦。屏幕上逐渐出现了她体内的影像，小陈好奇地凝视着，尽管她对这些模糊的图形一无所知。

医生在屏幕上指着一个个小黑点，解释道：左侧附件区可见多房性囊肿，直径约7 cm，囊壁高回声线样囊壁间，可探及血流信号，可见钙化点，可能还考虑是卵巢巧克力囊肿。"小陈的好奇心被勾起，她惊讶地意识到，自己的身体里竟然隐藏着这样的秘密。

超声检查显示是巧克力囊肿的典型特征。她的医生详细解释了巧克力囊肿的症状和可能对健康的影响，这让小陈意识到了她的症状背后可能隐藏着更深层次的健康问题。

考虑到小陈下半年准备结婚备孕，医生建议进行手术干预。手术成功地移除了卵巢上的囊肿，并缓解了她的症状。

经过手术和药物的管理，小陈也进行了生活方式的改变，小陈的症状得到了明显的改善。她不再那么害怕月经来临，也更加重视自己的健康。她开始积极地参与社交活动，甚至在一个健康生活小组中分享她的经验，帮助更多像她一样曾经苦恼的女性。

后来，小陈参与了一个关于妇女健康的公益活动，通过她的故事来普及关于巧克力囊肿的知识：不是所有的巧克力囊肿都需要立刻手术。她意识到，通过分享不仅能帮助别人，也让自己的生活变得更有意义。

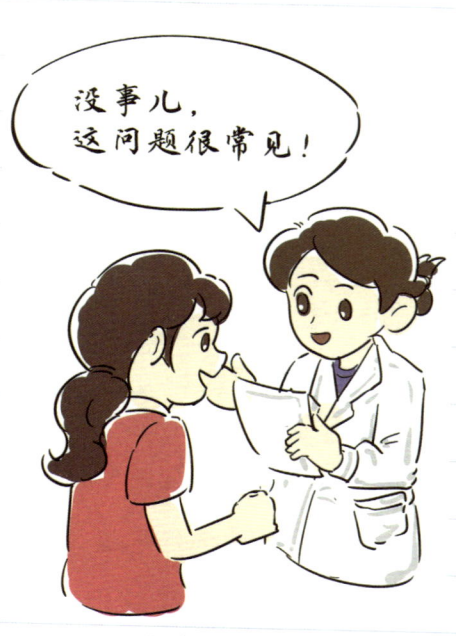

没事儿，这问题很常见！

医生安慰小陈

科普小博士

● **卵巢巧克力囊肿为什么称为巧克力？**

"巧克力囊肿"的学名叫作卵巢子宫内膜异位囊肿，是子宫内膜异位症的一种病变。因其囊液呈褐色，黏稠如糊状，似巧克力，所以称其为"巧克力囊肿"。

● **卵巢巧克力囊肿影响怀孕吗？**

卵巢巧克力囊肿会影响生育力。研究表明：继发不孕的患者中超过50%与该疾病有关，该疾病的患者中约有40%不孕。

● **卵巢巧克力囊肿容易复发吗？**

是的。目前，巧克力囊肿保守手术术后2年复发率为21.5%，5年复发率高达 40%～50%。所以需要长期管理，使用短效避孕药：如地诺孕素等。怀孕也是一种治疗方法。

● **卵巢巧克力囊肿能用药物治疗，不手术吗？**

1. 药物治疗：卵巢子宫内膜异位囊肿直径＜4 cm、疼痛症状不明显、无合并不孕的患者可以考虑药物治疗。药物上可选择口服短效避孕药物，如：三相片等，孕激素类药物GnRHa（诺雷德，达菲林等）及中医中药（如桂枝茯苓胶囊）等。

2. 手术治疗：卵巢子宫内膜异位囊肿直径≥4 cm、疼痛药物治疗无效、合并不孕的患者，可选择手术治疗，手术以腹腔镜手术为首选。为预防手术后复发，应结合药物治疗并长期管理。有生育要求的女性，建议专科评估后积极试孕，术后6～12个月是妊娠的最佳时期。

2　浅表超声

乳腺超声：守护女性健康的超声波使者

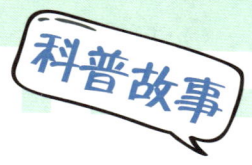
科普故事

　　依依今年55岁，刚退休，她有着利落的短发和明亮的眼睛，一天晚上，在淋浴时的自我检查中，她在左侧乳房摸到了一个花生大小的硬块。她的手指在触摸硬块时感到坚硬而不规则，这个发现让她感到不安，她决定去医院进行检查。

　　在医院，依依遇到了一位专业而和蔼的超声科医生。张医生中等身材，戴着圆形眼镜，脸上总是挂着温和的微笑。她的笑容散发着一种让人信任的感觉，让依依感到放松。张医生仔细听着依依的描述，她的耳朵像是一对高度敏感的接收器，捕捉到讲述的每一个细节。听完依依的讲述，张医生建议她进行超声波检查，这是一种无创、安全且准确的诊断方法。

　　在超声室内，张医生熟练地操作着超声设备，屏幕上逐渐显现出依依乳腺的内部结构。张医生不断调整角度，全方位扫查着依依的乳腺。突然，一个不规则的阴影闯进了张医生的视线，阴影的边缘有毛刺，呈纵向生长，乳腺浅筋膜有牵拉的表现，张医生神情逐渐严肃了起来，此刻依依紧张地握紧了拳头，她的指甲在掌心留下深深印痕。屏幕上的影像让她心中充满了忧虑，她可以清晰地看到那个不规则的阴影，像一朵乌云，遮蔽了阳光。

张医生耐心地解释着超声波在乳腺结节诊断中的重要作用，指出超声不仅可以帮助患者及时发现肿瘤，进行风险评级，还能在超声引导下进行微创穿刺活检，明确诊断肿瘤的性质。张医生举起左手，轻轻触摸着屏幕上的阴影，仿佛她的触摸能够解开那个不安的谜团。她

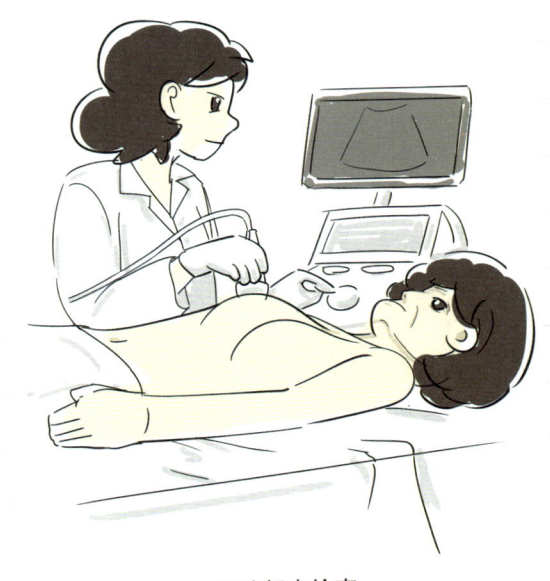

乳腺超声检查

建议依依进行穿刺活检以确认诊断结节的性质，同时鼓励依依保持积极态度。依依感到自己置身于一个知识和关怀的港湾，她决定坚强地面对这一挑战。

依依对穿刺还是有点恐惧，随即咨询道："张医生，我想问问，这个穿刺过程会痛吗？"

张医生笑了笑："依依，不用担心，只有麻醉的时候会有小小的针刺感，因为会注射麻醉，一般不会觉得痛的。当然了，在整个过程中，如果你有任何不舒服，可以随时告诉我，但是不要乱动。"

依依认真听着医生的嘱咐，又继续追问着："医生，这个穿刺会不会伤害我的乳腺组织？"

张医生一边查看着依依乳腺肿块的情况，一边耐心回答："我完全理解你的这个担忧，这个检查是非常安全的，因为我们会在

超声引导下进行，以确保准确性并尽量减少风险。另外呢，穿刺活检只会采集非常少的组织样本，不会对你的乳腺组织造成太大的损害。"

依依听闻松了一口气，但同时她也想到了最坏的结果，问道："那如果我的结果是乳腺癌怎么办？"

张医生从医多年，理解患者在手术前的种种担忧，她依旧用温和的语气回答："如果真的是这个结果的话，也不用过分担心，早期发现乳腺癌通常有更高的治愈率。

依依的心中泛起一丝希望，虽然前路未知，但她知道自己并不孤单。在张医生的专业指导下，她决定勇敢面对接下来的挑战。几天后，依依接受了穿刺活检，结果显示为良性肿块。张医生细心的关怀和鼓励让她倍感温暖，依依也因此更加重视自己的健康，坚持定期体检。

最终，依依在这次经历中收获的不只是健康，更是对生活新的理解与热爱。她意识到，面对健康问题时，积极的态度和专业的支持是战胜一切的关键。如今，依依积极参与健康讲座和社区活动，倡导更多女性重视自我健康检查，守护自身健康。她的经历成为了周围人心中的灯塔，激励着更多女性勇敢地面对生活中的各种挑战。

粉红丝带活动（环卫女工可以减免检查和治疗费用）

依依的故事并非孤例。由于现在年轻人生活节奏较快，职场压力较大，加上平时饮食不健康等原因，很容易诱发乳腺相关疾病。再者，近年乳腺癌发病趋势逐渐上升，广大女性朋友对乳腺筛查以及保健越来越重视，每天都有无数女性通过乳腺超声，发现并治疗了潜在健康问题。超声作为一种无创检查手段，不仅在乳腺癌早期发现中发挥着关键作用，也在其他妇科问题的检查中大显身手。

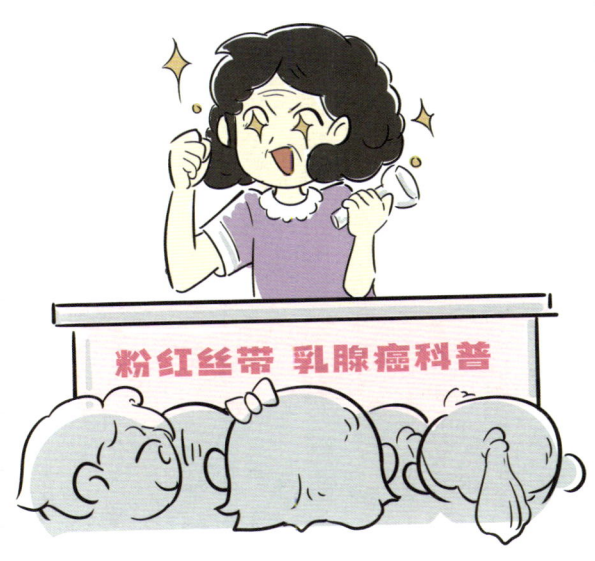

粉红丝带活动

对于女性来说，定期乳腺超声检查是一项关爱自己健康的重要选择。这项简单而无痛的检查，可以让我们尽早地发现问题，更早采取治疗措施，为女性健康保驾护航。

希望通过依依的故事，更多女性能够关注并采取行动，让超声成为我们健康的守护者，为我们生活增添更多阳光。

科普小博士

● **我今年也是55岁，需要做筛查吗？**

建议筛查。国家为35~64岁女性提供免费的两癌筛查（乳腺癌和宫颈癌），可拨打12320广州卫生计生热线，在线下指定定点进行免费筛查。

● **什么是乳腺超声检查？**

乳腺超声检查是一种无创，可重复且无辐射性的检查，针对乳房致密腺体组织，可以清晰显示乳腺有无增生、结节等情况，还可以根据所显示结节的大小、形态、回声以及血流情况判断良恶性概率，是安全便捷且可靠的乳腺筛查方法。

● **什么人群要做乳腺超声检查？**

可适用于任何人群。

正常女性40岁以上建议每年做1次乳腺超声检查；有乳腺癌家族史的女性属高危人群，应每6~12个月做1次乳腺超声检查；如发现乳腺胀痛、肿块、乳头溢液、乳头内陷、乳房皮肤异常改变症状需要及时就医，并行乳腺超声检查。

● **乳腺超声检查要做什么准备？**

超声检查前一般无须做特殊准备（建议穿着宽松易脱衣物）。

超声检查的最佳时机是月经干净后7~10 d。

对有乳头溢液患者，超声检查前应避免挤压乳头，因为充盈的导管更利于发现和显示病灶。

检查前应避免乳腺导管造影和穿刺活检，以免造影剂和出血影响超声诊断结果。

● **乳腺BI-RADS分类是什么？**

这是目前公认的系统评估乳腺占位危险度的方法。该分类主要从形态、方位、边缘、内部回声、后方特征、与周围组织关系、钙化等几方面进行评估，将乳腺占位分为0~6类。

● **乳腺结节不同的分类应该怎么做?**

BI-RADS分类	信号灯	具体含义及恶性程度	该怎么做
BI-RADS 0类		触摸到包块或明显感到某处不适，但是超声不能明确诊断	找医生，做进一步检查（如钼靶、磁共振、穿刺活检等）
BI-RADS 1类		没有不适，超声检查是正常的	回家休息，常规体检
BI-RADS 2类		不完全正常，超声发现结节，但是结果是良性的（如单纯囊肿），恶性程度0%	回家休息，常规体检
BI-RADS 3类		超声发现结节（如乳腺纤维腺瘤、脂肪瘤等），有一点点危险，恶性程度<2%，风险很低	可以回家，3~6个月到医院复查
BI-RADS 4类		超声发现结节，有恶性风险，需要医生穿刺活检，恶性程度， 4a（2%~10%） 4b（11%~50%） 4c（51%~95%）	找医生谈谈，根据穿刺病理结果，制定下一步诊疗方案
BI-RADS 5类		超声发现结节，除了没有手术去证实是恶性，已经高度考虑恶性了，恶性程度大于95%	建议住院治疗
BI-RADS 6类		已经手术证实的乳腺癌	建议住院治疗

光影探寻：超声和乳腺增生

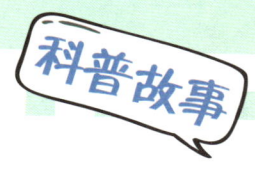

　　一个晴朗明媚的清晨，李女士如往常一样踏进了医院的大门。阳光洒在她身上，微风拂过，格外宜人。然而，她的内心却并不宁静，因为她带着一份健康体检报告前来。

　　到了妇科门诊部，李女士神情紧张地握着报告单坐在医生办公桌前。对面的医生是一位经验丰富的妇科专家，她留着一头银白色的头发，她认真地研读着报告，看起来十分亲切。"李女士，这份体检报告显示左乳房下象限不对称致密影，你有没有感觉到什么不舒服？"医生温和地询问着，眼神里透露出关切。

　　李女士犹豫了一下，小声说道："我确实能感觉到一点点不对劲，昨天洗澡的时候好像能摸到一个小肿块。"她的声音带着担忧和不安。

　　医生点点头，安抚地说："别担心，我们再做一些检查进一步看看，了解清楚情

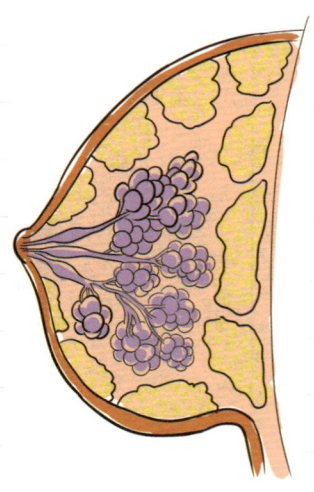

乳腺形似一串串小葡萄

况。"她的声音温柔而坚定，给予了李女士信心。

随后，李女士来到了超声室。超声医生脸上带着微笑，她的声音柔和而亲切。"李女士，躺下吧，不用紧张，这只是一种无创的检查方式，我们通过超声波来观察乳腺的情况，会感觉一些轻微的压力，但不会痛的哈。"她耐心地解释着整个检查过程，为李女士消除了一些紧张。

李女士闭上了眼睛，感受到了超声探头在乳房上轻轻滑动的触感。屏幕上开始出现了图像，医生指着屏幕上的影像细致解释："这是你的左乳房下象限，我们可以看到一些致密的结构，但目前并没有发现明显的肿块。""那我摸到的是什么？"李女士疑虑地问道，她的眼神追随着屏幕上的影像。

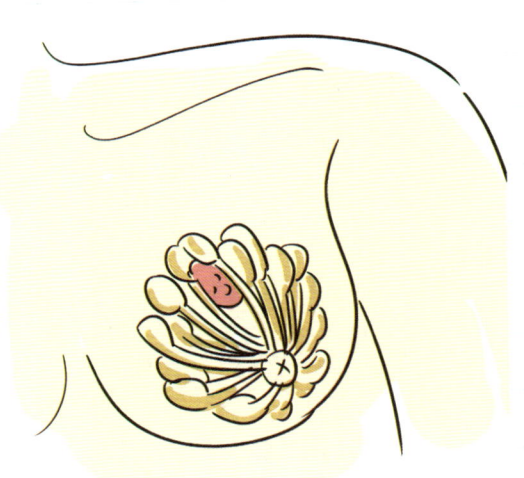

乳腺增生

医生微笑着回答："有时候啊，乳腺增生会导致乳房感觉到块状物，但多数情况下是良性的，不必过于担心。建议定期随访，看看有没有明显变化。"她的声音充满了安慰和信任，让李女士的紧张逐渐得到缓解。

李女士松了一口气，感激地看着医生："谢谢你们的关心和耐心解释，我现在心里踏实多了。"她的脸上洋溢着微笑。

医生笑道："我们的责任就是为患者提供最好的医疗服务。随访对于及早发现问题、保持乳腺健康至关重要。如果有任何疑问，随时可沟通。"她的话语充满了温暖和关爱，让李女士对未来充满了信心。

　　这个温馨的超声室见证了一个关于健康的小故事。超声作为一种无创且高效的检查手段，在乳腺增生的诊断及随访中发挥了关键作用。李女士小小的担忧在超声光影中逐渐消失，留下的是对未来生活的信心和希望。在医生和患者之间建立的信任和关怀，让健康道路更加坚定。

科普小博士

● **乳腺增生是疾病吗？**

乳腺增生本身是一种症状或状态，而不是一个独立的疾病。它可能是由多种因素引起的，包括激素变化、生活方式、情绪波动等。

● **乳腺增生会遗传吗？**

乳腺增生的发生与遗传因素可能有关，家族中有乳腺癌病史的女性患乳腺增生的风险可能会增加。然而，具体的遗传机制尚不完全清楚。

● **需要治疗吗？**

无症状或症状较轻时，定期监测即可。症状明显，如疼痛剧烈时，可能需要进行药物治疗或其他干预措施。

● **为什么有些增生是2类而有些是3类？**

因为结节成分不同。单纯囊性成分为2类，实性成分为3类。

● **乳腺最好的检查方法是什么？**

乳腺最好的检查方法包括自我检查、临床医生触诊以及影像学检查。乳腺超声和乳腺钼靶是两种常用的影像学检查方法。超声检查对于致密乳腺更为敏感，可以更好地评估乳腺的结构。乳房钼靶对于发现微小钙化等早期乳腺癌的征象非常敏感。

我的甲状腺结节是几类？

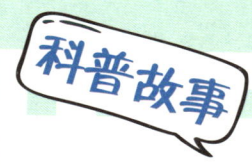

　　陈先生是一个年龄53岁的平凡上班族，每天都忙碌于工作，对自己的健康状况疏于关注。他过着规律而枯燥的生活，几乎没有时间去考虑自己的身体健康。然而，有一天，他在某社交媒体平台上偶然刷到一个关于甲状腺结节的视频，内容深入浅出，用通俗易懂的语言讲解了甲状腺结节的风险、症状和检查方法。这个视频引起了他的极大兴趣，让他对甲状腺结节产生了浓厚的兴趣。

　　视频中提到，甲状腺结节患者数量远远超出了人们的想象。他开始疑虑自己是否也患上了这个病症，虽然他没有明显症状，但内心却隐隐不安。

　　终于有一天，在忙碌的工作结束后，陈先生下定决心去医院体检中心做一次全面的健康检查，包括甲状腺超声检查。在等待检查的过程中，他的心情忐忑不安，对甲状腺结节充满了恐惧，不知道自己是否真的需要担心。

　　终于轮到他做超声检查了，负责为他做检查的甲状腺超声专家李医生是一名经验丰富的医生，她温和亲切的态度常常让患者感到放松和安心。她微笑着对陈先生说："你好，我是李医生。请躺下来，我们开始检查。"陈先生紧张地躺下，感觉自己的心跳加速了几拍，他深吸一口气，准备迎接这个检查。

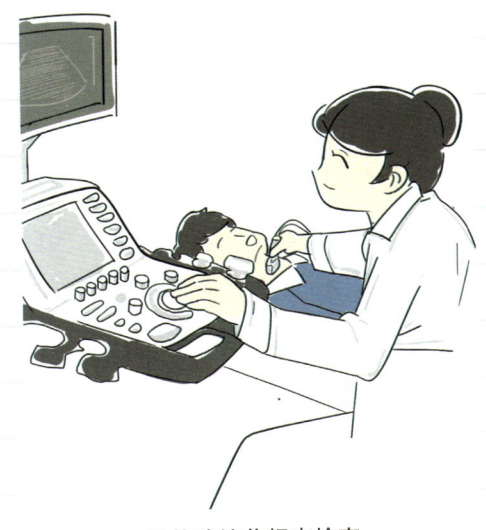

李医生小心翼翼地涂上超声耦合剂，然后拿起了超声探头。她的手势熟练而稳定，轻轻地将探头放在陈先生的颈部。屏幕上显示出了陈先生的甲状腺结构，以及那个让他忧心忡忡的结节。李医生专注地解释着："你看，这是你的甲状腺，这个区域有一个实性结节，我们会进一步评估。"陈先生的眼睛紧盯着屏幕上的图像，手心已经被汗水打湿。他小声问："这个结节严重吗？我在社交媒体平台上看到很多人说结节很可怕。"

甲状腺结节超声检查

李医生微笑着安慰他："首先，结节有很多种类，不都是恶性的。我们会根据超声结果和临床情况来判断。"但随着检查的进行，李医生眉头逐渐紧锁，眼神中透露出一丝不安。这是她职业生涯中遇到的一个复杂病例，她感到有些担心。

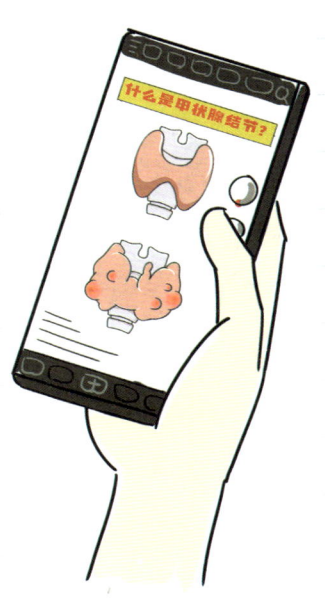

介绍甲状腺结节的短视频

人工智能（AI）系统的引入

恰好在这个时候，资深的超声专家马教授走过来，他注意到了李医生的困惑，微笑着介绍了一款新引入的AI辅助诊断系统。这个系统集成了先进的图像识别技术和大数据分析，能够帮助医生更准确地诊断甲状腺结节。

李医生好奇地问："马教授，这个AI系统真的能帮我们解决诊断难题吗？"

马教授回答："当然。这个系统已经在我们科室试用了一段时间，它的表现非常出色。它能快速分析大量的超声数据，识别出结节的特征，帮助我们做出更准确的判断。而且，我们去年在这一方面的科研成果也在影像顶级刊物 *Radiology* 上发表了！"

实战应用

在马教授的指导下，李医生决定尝试使用AI辅助诊断系统来处理眼前的病例。她在超声设备上操作，镜头下的甲状腺结节清晰地呈现在屏幕上。随着数据的传输和分析，AI系统迅速给出了诊断结果。屏幕上，结节的大小、形状、边缘特征等信息被一一列出，旁边还有一系列推荐的治疗方案。有了人工智能的辅助，李医生感到自己的信心倍增。她重新审视了陈先生的超声图像，结合系统的诊断报告，初步诊断陈先生的甲状腺结节高度怀疑为恶性。后经过一系列的检查和治疗，陈先生的甲状腺癌得到了及时的确诊和治疗。他感慨地说："幸好遇到了李医生和AI辅助诊断系统，否则我可能会错过最佳的治疗时机。"

这次成功的诊断经历让李医生深刻体会到了AI在医学领域的巨

大潜力。她不再害怕面对复杂的病例，而是更加勇敢地迎接挑战。她也意识到，作为医生不仅要不断学习专业知识，还要善于利用新技术提高自己的诊断水平。

专家观点

医院的医学专家在接受采访时，对AI辅助诊断表达了高度评价。他们认为，AI不仅提高了诊断的效率，更重要的是，它提高了诊断的准确性，这对于患者来说意味着更好的治疗效果和更高的满意度。

展望未来

李医生深感受益于AI辅助诊断系统的帮助，她总结道："AI辅助诊断系统不仅在甲状腺结节诊断中发挥了重要作用，它在未来医疗领域的应用将更加广泛。我们医生也应该积极拥抱科技，让它成为我们工作中不可或缺的伙伴。"

李医生和马教授都相信，随着技术的进步，医学与AI的深度融合将带来医疗领域的革命性变革。他们期待着更多AI系统，能够为医学插上腾飞的翅膀，为患者带来更优质的医疗服务。

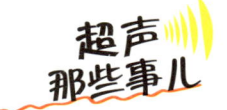

科普小博士

● 怀疑有甲状腺结节该怎么办？

应该首先咨询医生，进行必要的检查。医生可能会建议进行甲状腺超声检查来评估结节的大小、形状和特征。如果超声检查提示结节有可疑的恶性特征，可能需要进行细针穿刺活检来获取结节组织样本，以确定其性质。

● 甲状腺结节会遗传吗？

会与遗传因素相关。有家族病史的人患该病的风险更大。

● 甲状腺结节5类一定是癌吗？

不一定。高风险不等于高恶性，肿瘤的恶性程度与病理类型相关。最终的诊断需要通过细针穿刺活检来确定。即使甲状腺影像与数据系统（TI-RADS）分类为5类，也不一定意味着结节就是恶性的，但通常需要采取进一步的诊断和治疗措施。

● 有人说甲状腺癌是"懒癌"，会不会过度治疗了？

"懒癌"也有魔鬼的一面，可以纠结，但不能心存侥幸。在临床上，仍然有相当一部分的局部晚期患者面临无法手术、手术范围广、创伤大、局部复发率高等困境，这部分是甲状腺癌主要死亡原因之一。

● 甲状腺癌治疗效果怎样？

甲状腺癌的治疗效果通常取决于癌症的类型、分期、患者的年龄和健康状况。总体来说，甲状腺乳头状癌的治愈率相对较高，治疗后患者的生存率通常较乐观。

● 甲状腺良性结节也要开刀切除吗？

不是。是否切除取决于结节的大小、是否有症状、是否存在恶性的

可能性以及患者的整体健康状况。有些良性结节可能只需要定期监测，
或在超声引导下进行消融治疗。

● **甲状腺结节消融后需要吃药吗？**

一般不需要。因为微创对甲状腺功能几乎无损伤，所以消融术后一
般不需要服药。

● **AI超声辅助诊断系统对甲状腺结节诊断的应用现状？**

应用优势：其诊断准确度已达到85%～90%，能辅助甲状腺结节
良恶性鉴别诊断、预测淋巴结转移、预测术后复发等。

应用局限：仅支持分析二维静态图像，无法将超声造影、弹性成像
等信息加入其中；检出效能受图像清晰度的影响等。

● **AI超声辅助诊断系统能完全替代医生吗？**

不能。疾病的诊断需要综合评估患者年龄、病史等才能明确，但AI
只能基于图像进行判断。

医者不自医：下肢静脉曲张

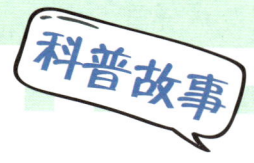

今年是李医生在外科奋斗的第20个年头，他对手术室每一台手术都充满了深厚的感情，仿佛时间在手术刀的游动中变得静谧而短暂。这一刻，手术室中的光芒透过手术灯的过滤，洒在李医生嘴角微扬的脸上。光影间，是他医生生涯中不断追求的完美瞬间。

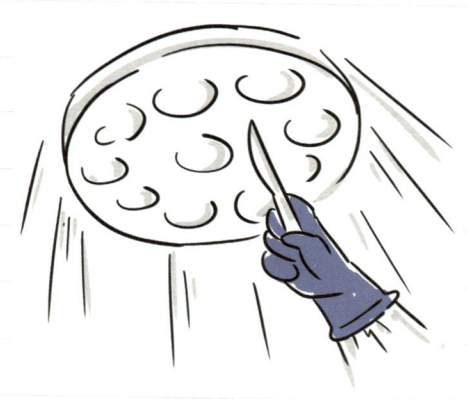

无影灯下的手术刀

李医生是一个经验丰富且备受尊敬的外科医生，以他卓越的技术和无比的耐心，为患者带来了新生。他的眼睛深邃而锐利，就像一位随时准备迎接挑战的战士。他的手稳定而灵巧，曾经在无数次手术中挽救了生命。但现在，他需要关注的不再是别人的生命，而是自己的健康。

半年前，李医生的妻子注意到他双下肢出现了青筋，坚持让他进行检查。然而，对于一直工作繁忙的外科医生来说，自己的身体健康似乎总是排在工作之后。妻子看着他时而愧疚，时而焦虑，她深知他的工作是多么辛苦，也因此更加关心他的身体状况。他们曾经是青涩的恋人，然后是坚强的伴侣，如今，妻子成了他生命中不可或缺的支持。

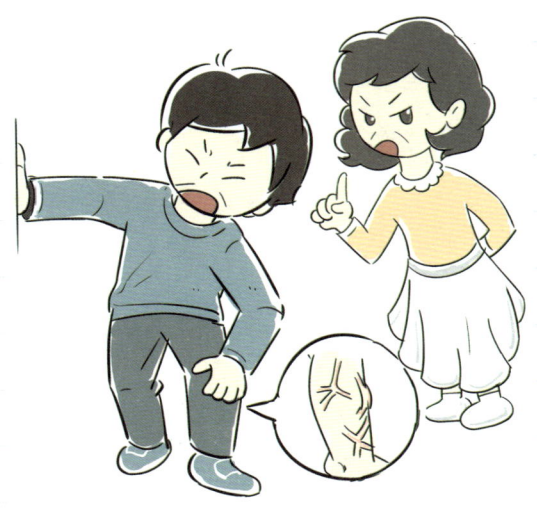

妻子再次建议李医生进行详细检查

一个月前，李医生逐渐感到双下肢青筋日益明显，颜色也越来越深，形似蚯蚓，皮肤变得干燥，出现了色素沉着和溃疡，他这才意识到问题严重性。早上出门时还合脚的鞋子，晚上回到家居然开始有点挤脚。这一次，妻子再次强烈建议他进行详细检查，李医生默默点头。

超声检查结果如同一盆冰水，浇醒了李医生，使其深刻意识到健康的重要性并加以重视。他的"静脉曲张"已经发展到了C4级。对于有着医学背景的他来说，他清楚地知道必须要接受治疗了。"李医生，这个情况并不容忽视。"超声医生在解读结果时语气严肃，"您的静脉曲张程度已经比较严重，我们需要采取一些措施来防止进一步恶化。"面对自己一直忽视的健康问题，李医生的内心泛起层层涟漪。他感叹时间的无情，感叹自己竟然忽略了自己的身体。在他眼中，他一直是医者，为他人解除病痛，却忽略了自己的健康。这一次，面对自己的疾病，李医生没有回避，而是积极地寻找治疗方法，并最终选择了超声引导下的微创手术，大大减少了手术创伤。手术的那一刻，无影灯的光仿佛更加明亮，只不过这一次，李医生成了手术台上躺着的"患者"。

手术后，李医生并没有停下对自己身体的关注。他选择继续用超声检查来观察手术的疗效。超声像是他的第三只眼睛，透过皮肤深入肌肤，看到了血管的状态。每一次检查，他都在关注着屏幕图像，关注着自己身体的每一寸细微变化。治疗三个月后，

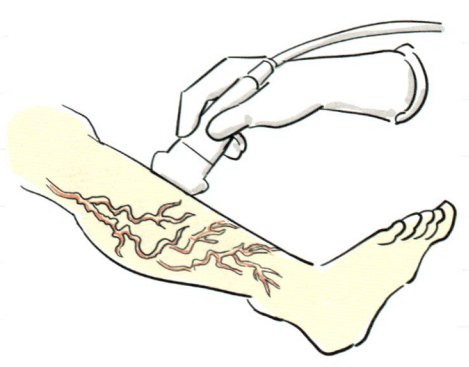

超声检查观察术后情况

超声图像呈现积极变化。他的静脉曲张得到了有效控制，肿胀感减轻，双下肢条索样包块也逐渐减小。李医生心中的石头终于落地，他感受到了康复的希望。

这段治疗的旅程，不仅让李医生深刻认识到健康的可贵，也更加坚定了他对超声技术的信任。超声既是他做医生时为患者诊断的工具，也为他在生病治疗时带来新生的希望。岁月或许无情，但对于每一个奋斗在医学事业中的医者来说，超声便是那一缕温暖的阳光，照亮着他们前行的路。在这段波澜起伏的征程中，超声成为了医者和患者之间交流的桥梁，承载着对健康的渴望和对生命的敬畏。它如同一位默默守护的伙伴，陪伴着医者和患者走过每一个关键的瞬间，为他们带来希望与信心。这是一场生命与技术的完美交会，也是李医生与超声之间的默契与感悟。

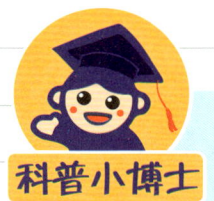
科普小博士

● **下肢静脉曲张与什么有关？会遗传吗？**

通常与长时间站立、重体力劳动、妊娠、慢性咳嗽等有关。有一定遗传倾向，如果家族中有人患静脉曲张，那么其他成员的患病风险会增加。

● **下肢静脉曲张的治疗方法有哪些？**

1. 非手术治疗，如穿戴弹力袜或绷带，避免长时间站立和久坐，间歇期抬高患肢。

2. 采用硬化剂注射和压迫疗法。

3. 手术治疗，包括大隐或小隐静脉高位结扎、曲张静脉剥脱术等，以及激光手术等微创治疗方法。

● **下肢静脉曲张伴随了难以愈合的溃疡，怎么办？**

可能需要手术治疗，包括大隐或小隐静脉高位结扎、曲张静脉剥脱术等，以及激光手术等微创治疗方法。

● **微创消融治疗多久能恢复正常生活？**

一般在几天到几周内。然而，具体恢复时间取决于个人的康复能力和治疗后的护理。遵循医生的指导，进行适当的康复锻炼和保持健康的生活方式对加速恢复非常重要。

久坐后腿肿？警惕血栓！

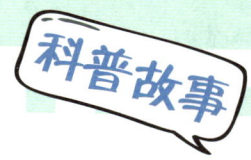
科普故事

老张打了半宿麻将后，感觉右下肢胀痛，如灌了铅一样，于是拖着沉重无比的腿来到医院。

在医院办理好住院手续后，医生为他开了一项超声检查。

超声门诊室外，等待叫号的人们站满了等待区。每个人都伸长了脖子，目光紧紧地盯着显示屏上的叫号信息，希望能尽快看到自己的号码和名字。广播的声音在空气中回荡，大家纷纷侧耳倾听，生怕错过。老张找了个位置坐下，却眉头紧锁，手不自觉地攥紧了放在腿上的包，包边缘已经被掐出了痕迹。当叫到老张的名字时，他猛地站了起来，包突然滑落，物品散落一地。他尴

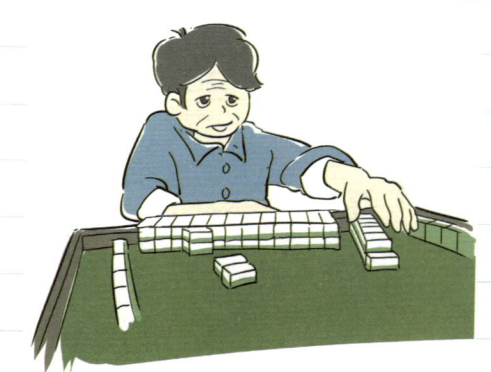
打麻将的老张

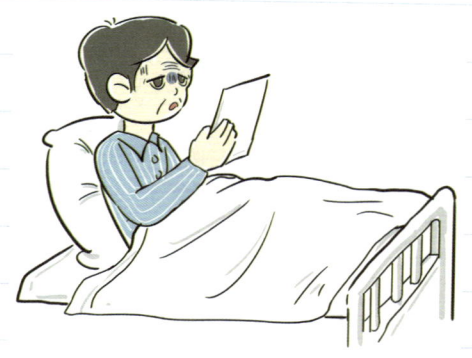
拿到超声检查通知单的老张

尬地愣住，脸上露出无助的表情，心中暗自祈祷着自己的病情不要像这突如其来的意外一样糟糕。

接诊的超声医生是一位中年女性，她察觉到老张的紧张，便轻柔地拍拍他的肩膀，温和地安慰说："不用紧张，是哪里不舒服呢？"在医生的耐心引导下，老张逐渐放松，描述着不适。他看到屏幕上的画面时而黑白、时而彩色，又忍不住提问："医生，这个检查对我的病有什么用呀？"医生一边继续进行检查，一边回答："你看啊，你打了半宿麻将，又没有起来走动，血液很容易瘀滞导致血栓，这个下肢静

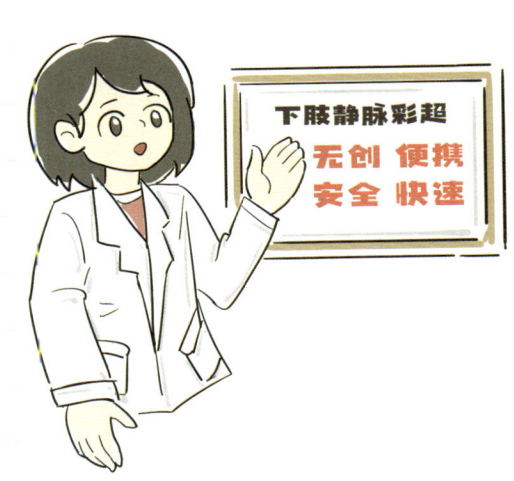

下肢静脉彩超
无创 便携
安全 快速

医生科普下肢静脉彩超的优势

脉彩超检查无创、便携、安全、快速，可以清晰观察到下肢血流情况。"老张似懂非懂地点了点头，又问道："那血栓会对我有什么影响吗？"医生严肃地说："这个影响就大了，如果没有及时检查出来，血栓容易掉落导致肺栓塞，严重的可能会有生命危险。"老张倒吸了一口凉气，马上追问："那我来得算及时吗？感觉不舒服就马上来医院了。"医生又拍了拍他，安慰道："嗯，放心吧，是有一些血栓，但好在及时发现了，要积极治疗啊。"

医生的解释也让他明白了下肢静脉彩超对血栓筛查的重要性。

"谢谢你们。"老张的脸上露出了笑容。

在接受相应治疗后，老张的身体逐渐恢复。回去后，他打麻

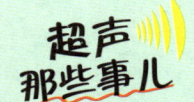

将时再也不敢连着打半宿了，而是每隔一段时间就站起来走走，结果发现活动后注意力更加集中了，脑子转得更快了，反应也更加敏锐了。

这一段经历使老张更加珍惜身体健康，对医学产生了新的认识。超声，不只是一项医学技术，更是连接医生与患者、连接健康与生命的纽带。

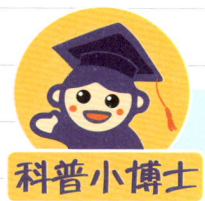

科普小博士

● **什么时候有检查的必要？**

1. 腿部肿胀、疼痛或压痛，尤其是小腿或大腿内侧。

2. 长期卧床、手术史、创伤、肥胖、吸烟、使用某些药物（如避孕药或促凝血药物）。

3. 家族史或肺栓塞病史，可能需要定期检查。

4. 长期不活动后（例如长途飞行后），有症状者应考虑进行下肢静脉超声检查，排除深静脉血栓。

● **什么人容易发生深静脉血栓？**

1. 长时间卧床或久坐不动的人，如术后患者、长期卧床的老年人、宇航员等。

2. 肥胖者。

3. 孕妇或快要分娩的女性。

4. 患有某些疾病，如癌症、心脏疾病、肾病或免疫系统疾病的人。

5. 吸烟者。

6. 使用某些药物，如避孕药、某些抗抑郁药、抗凝血药物等的人群。

● **深静脉血栓该怎么预防？**

1. 保持适当的活动，特别是长时间坐立后要活动腿部，如踝泵运动。

2. 保持健康的体重。

3. 避免长时间穿着紧身衣物。

4. 在医生的指导下，对于有高风险的人群，可能需要使用预防性抗凝血药物。

5. 保持良好的饮食习惯，减少久坐时间，定期进行体育锻炼。

● **深静脉血栓的危害有哪些？**

1. 血栓本身可能导致疼痛、肿胀和慢性静脉功能障碍。

2. 如果血栓脱落，可能会引起肺栓塞，这是一种危及生命的紧急情况。

3. 长期未治疗的深静脉血栓可能导致慢性静脉炎和静脉瓣膜功能不全。

● **不小心得了深静脉血栓，该注意什么？**

1. 绝对卧床。急性期应绝对卧床10~14 d，防止因活动导致血栓脱落引起肺栓塞。

2. 避免热敷和按摩，因为这可能会促进血栓的形成。

3. 立即就医，医生可能会开具抗凝血药物以防止血栓增大或脱落。

4. 保持腿部抬高20°~30°，以减少肿胀。

5. 定期复查，监控血栓的情况。

孩子总说肚子痛？原来是肠系膜淋巴结炎！

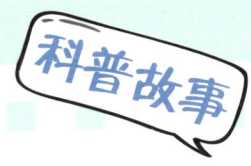

科普故事

　　小明今年5岁，是个总爱活蹦乱跳的孩子。最近，他感冒发烧已经两天了，家里的大人怎么哄他也高兴不起来。"妈妈，我肚子疼。"小明蜷缩在妈妈的怀里，小脸蛋泛着红晕，额头上的汗珠直冒。"哪里疼？能指给妈妈看看吗？"妈妈轻轻地揉着小明的肚子，声音里透着无比的温柔。"肚子右下边最疼。"小明努力地想要坐起来，小手在肚子上乱抓，却始终说不清具体是哪个位置。"好，我们先去医院，让医生叔叔帮你看看。"妈妈心疼地抱着小明，立刻决定带他去医院。

　　在医院的儿科诊室，一位穿着白大褂的医生亲切地询问了小明的病情，随后建议："我们先做一个超声检查，看看肚子里的情况。"妈妈有些担忧："超声检查有辐射吗？对小明有影响吗？"医生微笑着解释："没有辐射的，超声

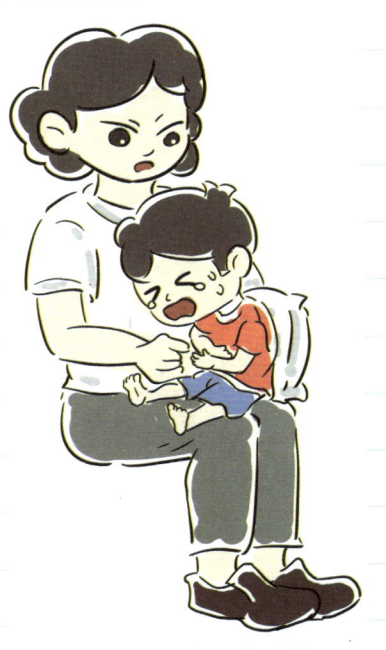

蜷缩在妈妈怀里的小明

是一种通过声波来观察身体内部情况的影像学检查方法，它非常安全，对小朋友没有伤害的。"妈妈放心了一些，她看着小明："小明，医生叔叔要用一个好玩的游戏机看看你的肚子，不害怕哦。"小明点了点头，眼神中闪烁着好奇。

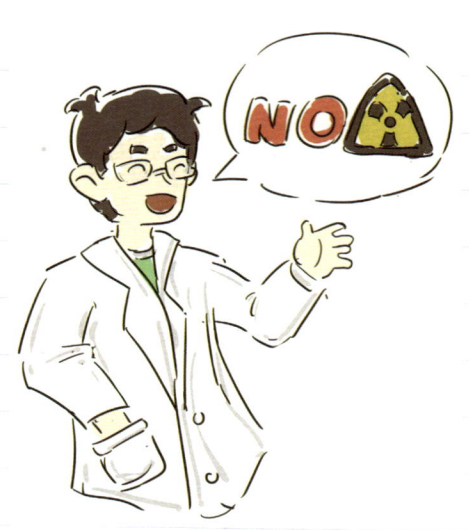

在超声检查室，医生准备好设备，轻轻地在小明的肚子

医生科普超声检查无辐射

上移动探头。屏幕上，一幅幅清晰的图像逐渐展现出来。"这里有一些肿大的淋巴结，宽度都大于10 mm啦，但是它们边界清晰、形态规则，回声增强，血流也增多了，这些都是肠系膜淋巴结炎的特征。"超声医生指着屏幕上的一块区域，边扫查边解释着。"但是右下腹的疼痛，我们还要检查阑尾排除一下，看起来没什么问题，再看看肠套叠，也没有问题。"妈妈被超声医生的耐心和专业上的严谨态度折服。超声检查在这个病例中发挥了关键的诊断作用。如果只是问诊，可能无法如此准确地判断病情。"

"谢谢医生叔叔，超声检查真的帮了大忙。"妈妈感慨地说。

"不客气，这是我们作为医生应该做的。"超声医生微笑着回答。

拿到超声报告后，小明和妈妈一起回到儿科门诊，在临床医生的建议下进行对应治疗。

一段时间后，小明病情顺利好转。

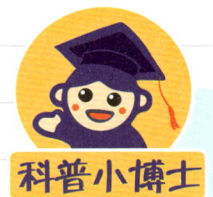

● **什么情况下要警惕肠系膜淋巴结炎，需要带孩子到医院检查？**

1. 脐周及小腹疼痛。

2. 有发热、呕吐、腹泻或便秘等症状。

3. 此前多有感冒、咳嗽的病史。

尤其是在冬春季节，如果孩子有这些症状，家长就要有所警觉了。

● **诊断肠系膜淋巴结炎后都需要抗菌药治疗吗？**

由于肠系膜淋巴结炎是非特异性炎症，病情具有自限性，多数由病毒感染引起，如柯萨奇病毒等，而由细菌感染引起者实际较少，故是否使用抗菌药需依据具体病情确定。

● **如何预防这种疾病？**

规律生活作息，保障饮食健康卫生；锻炼身体，增强体质；注意气候变化，避免受凉感冒。

肿成包子脸，当心"病毒性腮腺炎"！

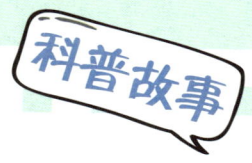

埋下隐患的一天

　　流感季节。公园里绿树成荫，鲜花盛开，孩子们欢声笑语，尽情地在草地上奔跑、玩耍。其中一个小孩叫亮亮，他正和一群小朋友一起追逐蝴蝶、放风筝。阳光透过树叶洒在他们脸上，映出了一张张红扑扑的小脸。突然，一阵风吹过，带来了丝丝凉意。小明打了个喷嚏，他用手背擦了

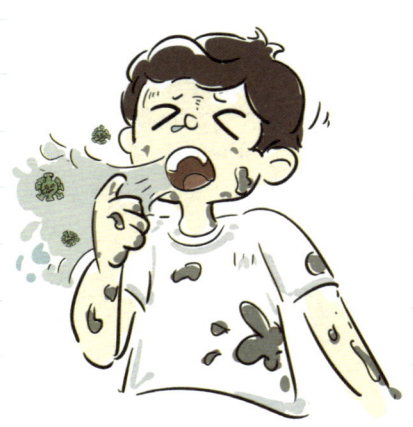

小明打了个喷嚏

擦鼻子，然后继续玩耍。附近的一位家长看到这一幕，忍不住提醒他们："现在可是流感季节，你们最好注意一下。"小明和他的朋友们听了家长的话，稍微安静了一些。但他们还是没有戴口罩，因为在这片草地上，戴口罩的孩子寥寥无几……

焦虑的夜晚

　　半个月后，亮亮感受到了头痛的压迫，宛如远方鼓声，一下一

下地敲打着他的小心灵。他的体温升高到了39℃，烧得他整个世界都在旋转。接下来的三天里，他的左侧腮腺开始逐渐肿大，如同熟透的果实，但皮肤却没有变红。

"妈妈，我的脸肿了…"亮亮的声音低沉而痛苦，他的小手轻轻地抚摸着脸颊。

"亮亮，再怎么说也得吃东西啊。"妈妈的声音充满了关切。亮亮摇了摇头，他的脸上写满了痛苦。"疼…"他小声地说，仿佛每一次咀嚼都是一场煎熬的战斗，每一次说话都像在一根针尖上行走。

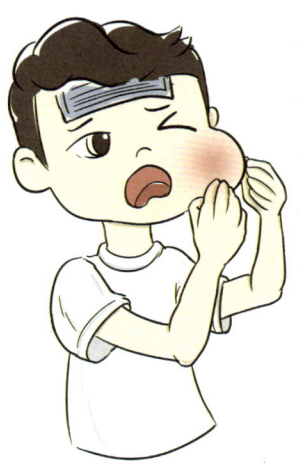

高烧痛苦的小明

超声的神奇

妈妈赶忙带亮亮来到了医院。儿科医生详细询问了亮亮的症状，再结合他在幼儿园里与明明待在一起的经历，医生告诉亮亮父母，孩子可能患上了病毒性腮腺炎，建议先做一个影像学检查，鉴于超声具

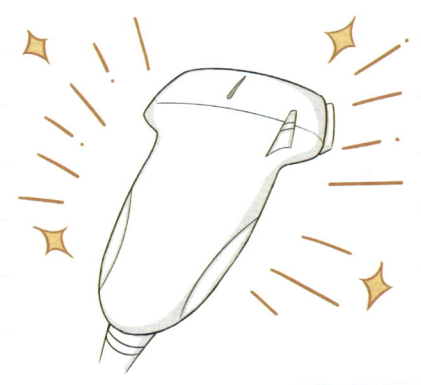

浅表探头来检查

有安全无创、经济便捷等优势，医生为他开了个超声检查。

超声的诊断

超声医生为亮亮细致地进行了检查。超声显示亮亮的腮腺肿大，有液性暗区，血流增强。这是"病毒性腮腺炎"，超声波下直观、典型的图像也证实了临床医生的初步诊断。

超声的指导

　　根据超声结果，医生为亮亮制订了治疗方案。由于病情较轻，医生建议采取保守治疗，包括休息、补充水分、抗病毒药以及局部冷敷等。由于该病主要通过飞沫传播，医生还建议亮亮日常出门要戴上口罩、注意隔离，避免交叉感染。超声还将用于监测亮亮病情的变化，以便及时调整治疗方案。

康复的日子

　　在接下来的几天里，亮亮遵循医生的建议，积极治疗。他的父母也定期带他去超声室进行复查。随着时间推移，亮亮的腮腺肿胀逐渐消退，疼痛也消失了。超声显示亮亮的腮腺恢复正常，血流情况良好。

重拾快乐

　　经过一段时间的治疗，亮亮终于康复了。亮亮的父母对超声在治疗中的作用深感敬佩，他们感慨万分：超声不仅帮助他们准确诊断了病情，还指导了治疗过程，让他们的孩子重新恢复了健康。

结论：超声之翼，守护儿童健康

　　超声在儿童病毒性腮腺炎的诊断和治疗中发挥着重要作用。它不仅可以准确显示腮腺的肿胀程度和液性暗区，还能观察血流情况，为医生提供有力的诊断依据。此外，超声还可以监测病情的变化，指导治疗过程。正是因为超声的这些优势，它成为守护儿童健康的重要工具。

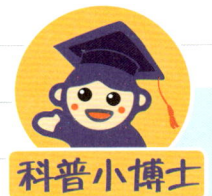
科普小博士

● **病毒性腮腺炎一般是怎么传染的？**

传染源：流行性腮腺炎患者和隐性感染者是本病的传染源。

传播途径：主要以飞沫形式通过呼吸道传播，也会通过接触被污染的衣服、玩具或公共用具传播。

易感人群：人群普遍易感，好发于儿童和青少年，患者群为15岁以下儿童，其中5~9岁儿童发病率最高。

● **病毒性腮腺炎的病因是什么？**

多为腮腺炎病毒感染，也有单纯疱疹病毒或甲型流感病毒感染。

● **病毒性腮腺炎应该如何治疗？**

病毒性腮腺炎是自限性疾病，目前尚无抗腮腺炎特效药物，抗生素治疗无效。主要采取对症治疗措施，隔离患者，使之卧床休息直至腮腺肿胀完全消退。

痛风来得早，超声知多少

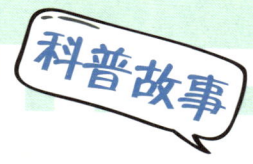

小杜，一位41岁的中年男性，身材富态，眼神中透露出疲惫。一天他在没有磕碰、没有过度运动的情况下，晚上突然感到右侧大脚趾关节肿痛。起初，他以为只是普通的劳损，没太在意。然而，短短的一个晚上，右侧脚趾那钻心的疼痛却让他辗转反侧，无法入睡。到了清晨，他发现右侧大脚趾疼痛处红肿了，摸上去发烫，甚至都不敢下床走路了。

尿酸结晶

右侧大脚趾疼痛

在家人的搀扶下，小杜来到了医院的骨关节科门诊，经过查体和询问病史，骨科医生对他的病有了初步的判断，在医生的建议下，小杜进行了肌骨超声检查。超声室内，仪器发出轻微的嗡嗡声，医生专注地操作着设备。屏幕上逐渐显示出他右侧跖趾关节的图像，"'双边征'啊，滑膜肿胀明显，内部还有结晶沉积，这是典型的痛风！"医生解释说，这些超声图像进一步证实了小杜患"痛风性关节炎"的诊断。

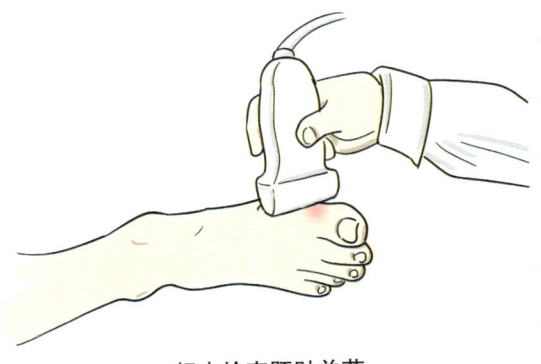

超声检查跖趾关节

除了超声检查，医生还为小杜做了尿酸水平的血液检查。结果显示，他的尿酸值高达 539 μmol/L，远高于正常水平。

接下来，小杜认真配合医生，按时服用药物，止痛消炎，降尿酸，同时，辅以物理治疗，逐渐恢复了其关节的活动能力。

在这次病痛的教训下，小杜开始重新审视自己的生活方式。他在营养师的指导下调整了饮食习惯，减少高嘌呤食物的摄入，增加蔬菜和水果。他还开始定期进行轻度运动，以帮助关节保持活力。

随着时间的推移，小杜的症状显著改善。他重新找回了健康的生活，再次享受与家人共度的美好时光。他深深感激医生和超声技术，这些都帮助他走出了病痛的阴霾。

小杜决定分享自己的经历，帮助更多类似的病患。他鼓励家人和身边的朋友关注痛风性关节炎的早期诊断和治疗，特别是超声检查的重要性。

小杜的故事不仅是一个关于病痛与康复的故事，它还展示了医学技术的强大，特别是超声在肌骨运动系统诊断中方便、快捷、准确的优势和重要作用。

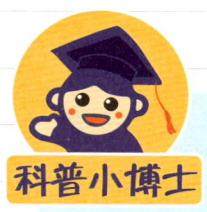

科普小博士

● **为什么痛风容易在夜间凌晨起病?**

夜间人体表温度降低,尿酸盐溶解度下降,更容易析出结晶,从而导致出现红肿、热感、疼痛、功能障碍等不舒服的症状。

● **为什么尿酸盐结晶在超声上能看到,X线成像报告看不到?**

1. 密度及成像原理:尿酸盐结晶的密度接近于软组织,但低于骨骼。超声对尿酸盐结晶与软组织间密度差异的显示更加敏感。

2. 大小:尿酸盐结晶的直径通常远远小于X线成像所能分辨的最小尺寸,而高频超声分辨率更高。

3. 声学特性:尿酸盐结晶可以反射和散射超声波,从而在超声图像中形成特定回声特征。

● **痛风性关节炎是怎么引起的?**

痛风性关节炎是一种常见的代谢性疾病,它是由于尿酸代谢紊乱,导致血尿酸水平持续升高,尿酸盐晶体在关节和软组织中沉积,引起的一系列炎症反应。

● **痛风在超声检查时有什么典型表现?**

1. 双轨征——沉积在软骨表面的尿酸盐结晶,与关节骨皮质平行的线状强回声,是早期痛风最灵敏的超声影像学特征。

2. 痛风石——环形不均匀的高(低)回声,是超声进展期的特异性影像学征象。

3. 尿酸盐结晶——细小点状强回声,暴风雨征。可沉积于软骨表面、关节、滑膜。

4. 骨侵蚀——关节内和(或)关节外骨表面的连续性中断。

● **关节疼痛怀疑痛风，首选的影像学检查是什么？**

首选肌骨超声检查。对临床表现不典型的痛风疑似患者，可考虑首选使用肌骨超声检查受累关节及周围肌腱与软组织以辅助诊断，超声在痛风患者中能较敏锐地发现尿酸盐沉积征象，可作为影像学筛查手段之一，尤其是超声检查显示关节肿胀患者有双轨征时，可有效辅助诊断痛风。

● **痛风患者饮食上需要注意些什么？**

1. 限制高嘌呤食物的摄入，如红肉、内脏、某些鱼和贝类。

2. 避免饮酒，特别是啤酒和烈酒。

3. 增加水果和蔬菜的摄入，但要注意避免高嘌呤的蔬菜，如菠菜和花椰菜。

4. 保持适量的水分摄入，以帮助尿酸通过尿液排出体外。

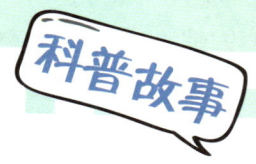

超声：肩袖撕裂的精准"狙击手"

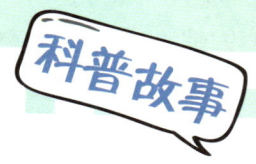
科普故事

50岁的张女士是一名家庭主妇，肩负着照料家庭的重担，日复一日地操劳着。然而，近日她感觉右肩有隐隐不适，在一次提重物的瞬间，她的右肩突然间变得疼痛难忍，甚至手臂都没办法抬高。于是，她决定去医院检查。

在医院，张女士坐在诊室里，紧张地等待医生的诊断。徐医生亲切地询问病史，小心地抬

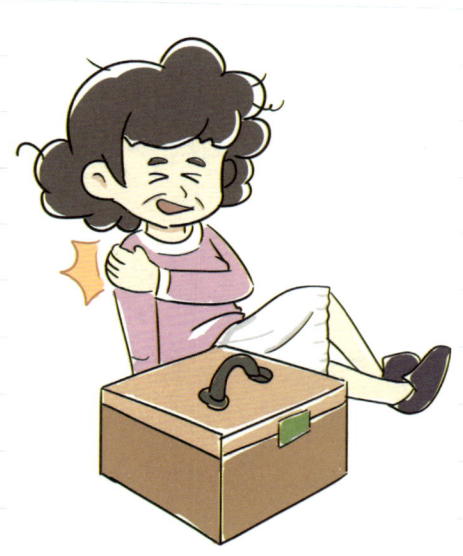
右肩疼痛难忍的张女士

动张女士的右手臂，经过仔细的查体后，徐医生有了初步判断，并为她安排了超声检查。

超声室里，张女士坐在检查凳上，吴医生正在为她做检查，屏幕上清晰地显示出她右肩关节的肌腱韧带和及周围滑囊等结构。吴医生手指屏幕上一处暗区，解释道："看，这个原本应该连续性的

肌腱内出现了异常的低回声区，而当我改变探头的扫查角度时，它也没有消失。而且当你用力抬动上臂时，这个裂口也增大了，这就是疼痛的根源。"张女士眼中闪过一丝担忧："这个病严重吗？"吴医生安慰道："不要太担心，明确了诊断结果，我们关节骨科的医生会给您制订合适的治疗方案的。"

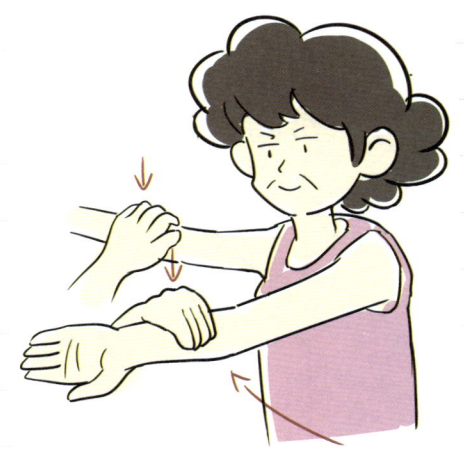

医生耐心查体

以往，骨关节被认为是超声的禁区，近年来，浅表彩超设备与技术的飞速进步，让骨关节表面的细微结构，包括肌间、滑膜、滑囊等结构都能清晰、准确地显示出来，超声检查是实时、无辐射的，检查时根据患者症状可以随时调整姿势与部位，这种灵活机动性不仅能显示关节的

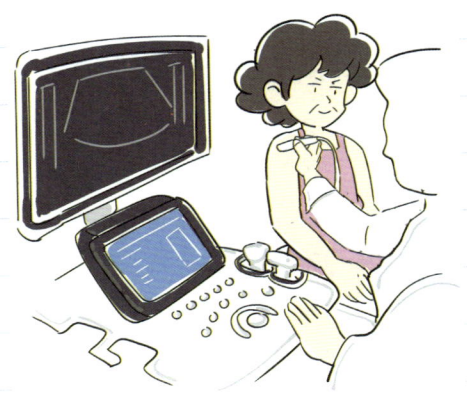

超声检查右肩关节

解剖结构，还能提供功能性的评估，帮助医生做出更加准确的临床诊断。

● **肩袖撕裂的典型表现有哪些?**

疼痛、肩部无力、肿胀、发出响声、功能障碍、肌肉萎缩等。

● **能自己在家初步筛查吗?**

能。可以进行"搭肩试验"。坐直或站立,将患侧手臂伸直,与身体成直线。尝试将患侧手臂向前移动,使手掌搭在对侧肩膀上。如果顺利完成,没有感到疼痛或限制,那么这个测试是阴性的,即健康。如果在尝试将手臂向前移动以搭在对侧肩膀上时感到疼痛、肿胀或明显限制,则为阳性,可能表明肩关节或肩袖异常。

● **肩痛做超声检查,可以提供哪些有价值的影像?**

1. 关节结构:可以观察到肩关节的各个组成部分,如关节囊、滑膜、关节软骨等,判断是否有炎症、损伤或其他异常。

2. 肌肉和肌腱:可以清晰显示肩部肌肉和肌腱的形态、厚度、连续性以及其周围组织的状况,判断是否有拉伤、撕裂或其他损伤。

3. 血流情况:超声可以检查肩部血管的血流情况,对于某些血管源性的肩痛疾病,如血栓或血管炎症,可以提供诊断信息。

4. 积液检测:可以检测关节囊内是否有积液,对于诊断关节炎等疾病有帮助。

5. 局部病变:如囊肿、肿瘤等病灶,超声可以提供其大小、形态和性质等信息。

6. 功能评估：超声还可以用于评估肩关节的活动范围和肌肉力量，帮助医生了解患者的肩部功能状况。

● **肩关节超声检查与磁共振相比，有什么优势？**

最大的优势是可以进行多体位、功能性检查，更全面评估肩关节状况，判断肩关节灵活性和稳定性。另外，兼具实时动态、方便经济等优点。

● **五十肩、冻结肩、肩周炎是怎么一回事？**

其实指的都是肩关节周围炎症。这是一种以肩关节疼痛和活动受限为特征的疾病，通常发生在50岁左右的人群中，因此得名"五十肩""冻结肩"。

腱鞘炎：隐藏在日常工作中的健康"杀手"

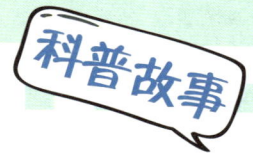
科普故事

小梁是一位医学考研辅导老师，他手写的医学笔记传遍了整个校园。十几年来，他一直坚持手写笔记教学，为学子们解惑。然而，当他讲到"腱鞘炎"这个疾病时，自己也会禁不住开些玩笑。他说："大家要注意了，这个病可是专治老师的手！"谁知道，笑话开在嘴边，却在不经意间揭开了他自己的身体问题。

小梁是一个身材高瘦，眼神锐利的中年男性。他的眼睛透露出深厚的学识和丰富的教育经验，而他的手，曾经是教学的工具，如今却成了他自身的隐患。

近日来，小梁觉得右手食指隐隐作痛，而且越来越明显，甚至都影响了他板书的正常发挥。他强忍着继续教学，一边自嘲地说："看来，我的手也开始'反叛'了。"

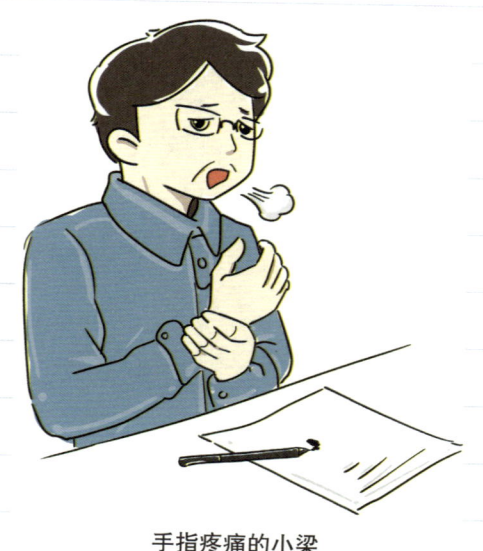
手指疼痛的小梁

然而，手的不适感逐渐加重，小梁开始感到有些担忧。他并没有立即去医院，而是选择了忍耐。手写教材、批改试卷，一切工作都在加重他的症状。渐渐地，他的右手食指开始有些僵硬，握笔的动作也变得艰难。

这一天，小梁终于无法忽视病症了。在家庭医生的建议下，他决定进行超声检查。进入超声室，他坐在检查凳上，平铺自己的右手，医生用小小的曲棍球杆一样的探头轻轻滑动在他的右手食指上，屏幕上的图像清晰地展现出手指内部结构。

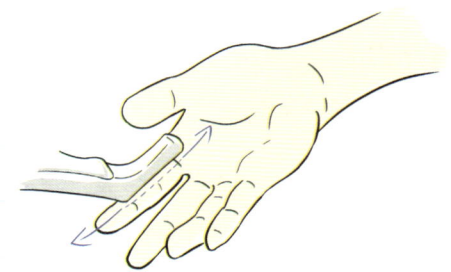

右手食指超声检查

超声医生指着屏幕："你看如竹丝一样的就是你的手指肌腱，包裹它的就是腱鞘，这里局部增厚、水肿、模糊不清、血供丰富，这是慢性炎症的表现，所以手会不舒服，导致手指活动受限和发力问题"。小梁听得目瞪口呆，原来自己曾经开过玩笑的"专治教师手"的腱鞘炎，竟然真的发生在了他自己的身上。

拿到超声检查报告单后，他回到临床诊室，医生根据检查结

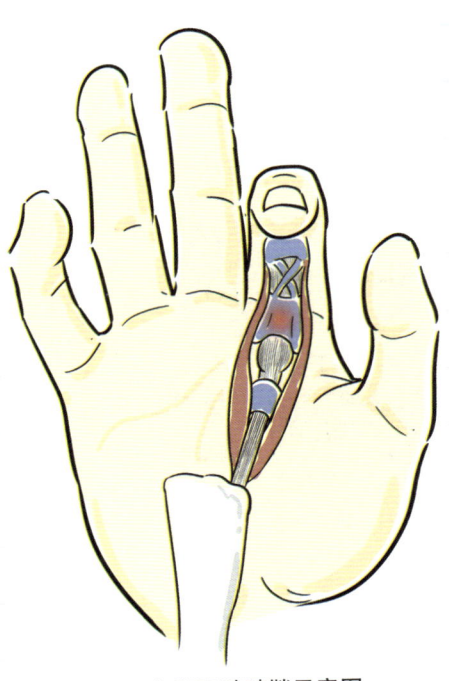

右手食指肌腱腱鞘示意图

果进一步解释了治疗和随访计划："根据你的工作性质和手指的使用频率建议你做一个超声引导局部注射封闭治疗，快速有效且不影响工作，等到假期好好休养一段时间，恢复起来问题不大。"小梁这才恍然大悟，超声波不仅可以帮助他确诊问题，还是指导治疗的重要工具。面对手部的问题，小梁的情绪变得复杂，既有对超声技术的佩服，也有对自身身体的担忧。

治疗开始后，小梁每次去医院都不忘询问超声检查的结果。超声图像上的变化，成为他治疗过程中的指南。随着时间的推移，他的手部症状逐渐缓解，手写教学也变得更加得心应手。

这段经历让小梁对超声技术有了更深的理解，也让他明白医学的进步对于每个人都有着深远的影响。他开始在课堂上多次强调超声技术的重要性，当他讲到腱鞘炎，他不再开玩笑，而是认真地向学生们分享自己的经历。他希望通过自己的亲身经历，让更多人认识到超声技术的价值，以及在日常生活中更加重视健康问题，不管是医生还是普通人，都应该对自己的身体保持警惕，因为健康是最宝贵的财富。这段经历也让小梁更加感慨医学的奥妙，以及超声技术在诊断和治疗中的不可或缺的作用。他希望自己的故事可以成为一个警示，让更多人珍惜自己的健康，不轻视身体的信号。因为只有健康才能够支撑一切美好的事物！

科普小博士

肌骨超声检查的优势有哪些？

肌骨超声检查不仅具有实时动态监测、方便经济等优势，最重要的是，它可以进行多体位、功能性检查，更全面评估肌骨关节状况，判断肩关节灵活性和稳定性。

腱鞘炎多久能康复？

康复时间因人而异。通常取决于多种因素，包括病因、严重程度、患者年龄、健康状况以及治疗方法。轻微的腱鞘炎可能只需要几周时间就能康复，而严重的或长时间未得到治疗的患者可能需要数月甚至更长时间。

腱鞘炎容易复发吗？

有可能复发，特别是在没有彻底解决潜在问题或继续进行可能导致腱鞘炎的活动时。为了减少复发的风险，患者应该在康复期间遵循医生的建议，并在症状消失后逐渐恢复活动。

"妈妈手"是怎么回事？

通常指的是由于长时间抱孩子、哺乳或其他家务劳动而导致的腕部和手部的疼痛和不适，又称桡骨茎突狭窄性腱鞘炎。这种症状可能是由于腕管综合或其他手腕和手部的重复性应力伤害引起的。

扳机指是什么？

扳机指又称为弹响指，是一种手部疾病，特点是手指突然无法伸直，或者在伸直时出现疼痛和卡顿。以拇指、食指和中指最多见，起病缓慢，常见于频繁使用手指工作者，如过度使用手机、电脑工作者，家务劳动及手工操作者，经常使用手指的运动员、电玩玩家等。

腕管综合征又是什么？

腕管综合征是由正中神经在腕管内受压而表现出的一组症状和体征，也是引起上肢神经受压最常见的原因。

3 心脏超声

没化妆何以有"腮红"：警惕心脏二尖瓣狭窄

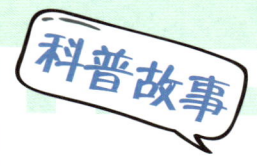
科普故事

刘女士是一位中年女性，她常年为工作奔波。最近一年多来，她却深陷于一段看似无碍却危机四伏的健康困扰中。

这个病症并不是突然降临，而是悄无声息地侵袭着刘女士的身体。刘女士的症状始于一年多前，每当她劳累后，便会感到心跳加速，难以呼吸，但只要休息片刻，这些不适感就会自行消散。最初，她并没有太在意，她把这些不适归咎于工作的繁忙和压力。毕竟，她也没有其他什么不舒服了。所以，她一直未予特别重视，仿佛这些不适只是一场短暂的"风波"，不会影响她的生活。

然而，最近一周，刘女士的症状却急剧加重，让她感到了巨大的恐慌。在平时不受劳累的时候，她也会觉得心慌和呼吸不通畅，特别是晚上睡觉的时候，一躺到床上，就感觉呼吸不了，坐起来才能喘过气来。更让

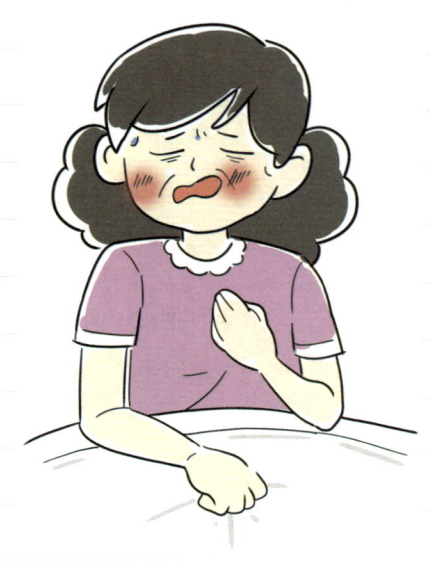
心慌、呼吸不通畅、脸颊异常红晕

她感到诡异的是，即使没有化妆，她的脸颊两侧的颧骨部位也出现了异常的红晕，就像是涂了浓重的腮红一样，这种情况让她不禁开始担忧自己的健康。

在担忧的驱使下，刘女士迅速来到了医院就诊。她坐在诊室里，焦虑地等待着医生的诊断。医生细致入微地询问了她的病史，得知她青少年时期曾感染过风湿热，这一信息引起了医生的警觉。综合刘女士的临床表现，医生开始考虑是否涉及心脏瓣膜病。这是一个严重的疾病，通常需要通过超声心动图来做出确诊。

医生轻声开口，试图安抚刘女士的情绪："刘女士，我们需要进行一项超声心动图检查，这是诊断心脏是否有问题的关键检查。"刘女士点了点头，她明白，现在需要尽早找出问题的根源，才能采取有效的治疗措施。

随后，刘女士被引导到超声检查室。房间内明亮而整洁，令人感到舒适。她躺在检查床上，

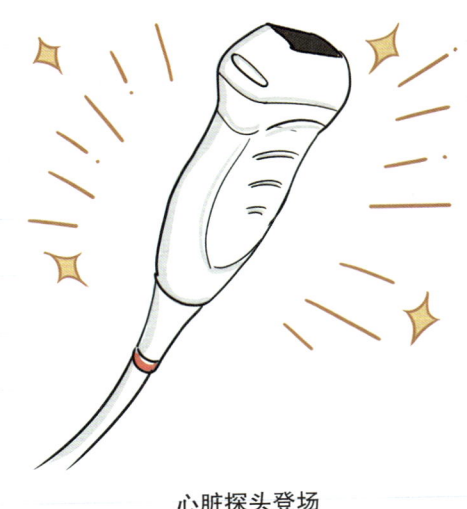

心脏探头登场

胸前敞开，准备接受超声心动图检查。医生拿起探头，轻轻涂上超声耦合剂，开始对她的心脏进行检查。屏幕上的图像逐渐呈现出来，清晰可见。医生专注地观察每一个细节，寻找着任何异常。

在一段时间的检查后，医生轻轻告诉刘女士："您的心脏二尖瓣狭窄，这可能就是导致您症状的主要原因。"

刘女士的心情瞬间变得复杂，既有对疾病的担忧，又有对医学

技术的敬佩。她在想，一台小小的机器没几分钟就能看出来我心脏的问题了，而且没有辐射，也不痛，真好。超声检查为她提供了准确的诊断和治疗方向。随后，刘女士开始接受积极的对症治疗，她的症状逐渐得到缓解，生活质量也得到了明显的提高。

这段经历让刘女士深刻认识到医学技术的重要性，也让她对自己的健康更加重视。她开始向朋友和家人宣传超声心动图的好处，呼吁大家关注自身的健康，并及时寻求医疗帮助。这个小插曲改变了她的生活，也让她成为了健康的倡导者，为更多的人带来了福音。

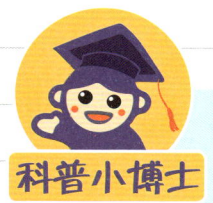

科普小博士

● **为什么二尖瓣狭窄会有"腮红"？**

这与低心输出量和肺动脉高压相关。二尖瓣狭窄导致肺循环淤血，形成肺动脉高压，久而久之导致右心衰竭，而右心衰竭可导致体循环淤血，长期的体循环淤血使面部的血流减慢，还原血红蛋白的含量增多，组织缺氧，从而面部出现面颊暗红，口唇青紫，就会导致"腮红"出现，即二尖瓣面容。

● **心脏彩超为什么又叫超声心动图？**

心脏彩超是一种利用超声波技术来观察和评估心脏结构和功能的无创性诊断方法。因为这种技术是通过超声波在心脏搏动下实时动态观察心脏结构，所以又被称为超声心动图。

● **做心脏彩超前需要做什么准备？**

一般情况下儿童可能需要镇静剂来保持安静和放松。对成人而言，可以保持平卧位或坐位，能配合医生指导进行呼吸和体位变换即可。

● **引起瓣膜狭窄的常见原因有哪些？**

风湿性心脏病、感染性心内膜炎、退行性瓣膜病变、先天性瓣膜病变、结缔组织疾病（如马方综合征等）。

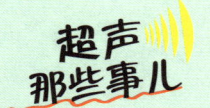

心脏检查出瓣膜反流怎么办?

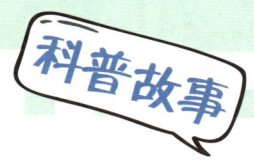

32岁的小陈是一个平凡而勤奋的年轻人。他有一份繁忙的工作,公司每年的福利性体检对他来说都像是一种轻松的"仪式",然而,今年的体检结果却让他陷入了前所未有的焦虑之中。

在超声检查室里,他安静地躺在检查床上,紧张地等待着医生的"判词"。医生专注地看着超声心动图,时间似乎变得异常漫长。

终于,医生打破了寂静,他语气温和:"小陈先生,我们发现了一个小问题。"小陈的心跳加速,他不自觉地握紧了扶手,额头上冒出了细细的汗珠。"医生,有什么问题?"他紧张地问道,眼睛紧盯着医生。医生指着心动图上的某个区域,继续解释道:"在你的三尖瓣上发现了轻度的心脏瓣膜反流。但不用太担

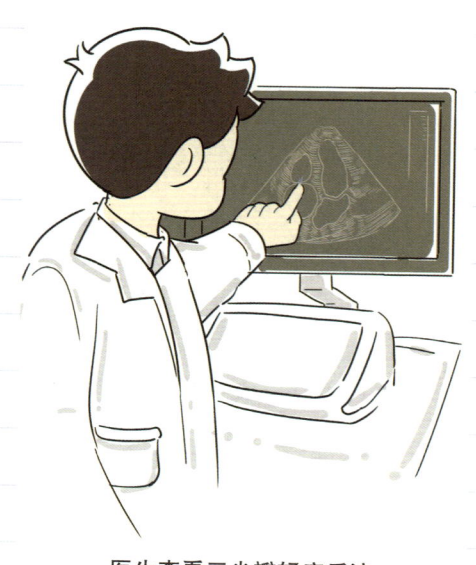

医生查看三尖瓣轻度反流

心，这种情况在一定范围内是正常的。"

小陈松了口气，但眼中的焦虑并未完全散去。"那这个问题我应该怎么治疗？"他不甘心地追问，内心依然充满了不安。医生微笑着解释道："你这个只是轻度反流，不用特别药物治疗的，保持良好的生活习惯，注意饮食，适度运动。我们会定期进行随访，观察病情发展。"

尽管医生的解释让小陈稍微安心了一些，但他内心的担忧依然存在。"医生，这种情况会不会影响我的生活和工作？我是不是需要特别注意？"小陈的问题接连不断，他表现出对自身健康的深刻担忧。医生耐心地回答："放心，轻度反流一般不会对正常生活和工作造成明显影响。只要保持定期随访，注意休息和健康饮食，保持正常生活就可以啦。"

小陈点点头，但心中依然有些疑虑。回到家中，他躺在沙发上，回想起过去的生活。曾经，他是一个热爱运动的人，每天都坚持锻炼，拥有着健康的身体。然而，随着工作的繁忙和生活的压力的加大，他逐渐忽略了身体健康。这次的体检突然为他敲响了警钟，提醒他要更加关注自己的身体，重新审视生活的重要性。

几天后，小陈开始按照医生的建议调整自己的生活方式。

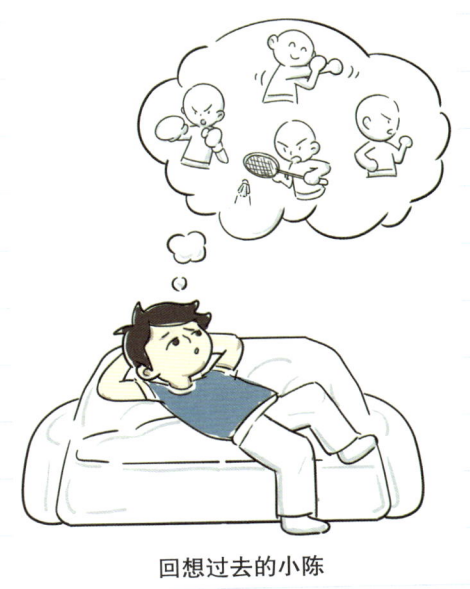

回想过去的小陈

每天规律锻炼，健康饮食，他逐渐恢复了往日的活力。每次随访，医生都会用超声心动图为他仔细检查，告诉他一切都在掌控之中。小陈也逐渐明白，超声心动图不仅仅是一种诊断工具，更是他与健康之间的桥梁。它让他更加关注自己的身体，明白预防胜于治疗的道理。

在这个过程中，小陈重新找到了工作与生活的平衡，也认识到了自己是自己健康的第一责任人。每一次的超声心动图检查，都帮助他更了解自己的身体状况，增强了他对未来生活的信心。他也逐渐从一名容易焦虑的求医者变成了即使面对异常检查结果，也能从容淡定面对的科学就医者。他开始主动分享自己的经历，希望能够启发更多人重视健康，但也不要过度焦虑。

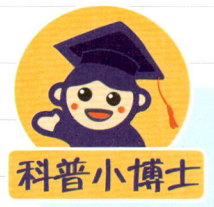

科普小博士

- **心脏瓣膜反流需要治疗吗?**

  轻度心脏瓣膜反流且无明显症状的患者不需要立即治疗,但需要定期监测。中到重度的心脏瓣膜反流,尤其是伴随有症状(如呼吸困难、胸痛、疲劳等)或影响心脏功能的患者,需要药物治疗或手术治疗。

- **心脏瓣膜反流需要注意什么?**

  1. 轻微或轻度反流:在没有合并其他疾病的情况下,无明显症状,无需治疗,主要针对基础疾病如冠心病、风湿性心脏病、高血压等进行治疗。

  2. 中度反流:对心脏病的射血以及心脏的功能影响不大的通常也无症状,6~12个月随访心脏超声评估瓣膜反流进展程度。

  3. 重度反流:影响心脏射血分数及心脏功能,最好在医生指导下选择药物或手术治疗。

- **引起瓣膜反流的常见原因有哪些?**

  1. 生理性。

  2. 病理性:

  (1)继发性:任何损坏瓣膜结构或功能的因素均可导致,如心肌梗死导致的乳头肌功能失调,感染性心内膜炎等。

  (2)原发性:本身结构问题引起如先天性心脏病、风湿性心脏病等。

  (3)退行性:随着年龄、时间的变化,心脏瓣膜逐渐出现的增厚、变形,影响瓣膜关闭灵活性,导致关闭不灵敏。

头疼可能是"心"病，右心声学造影找"真凶"

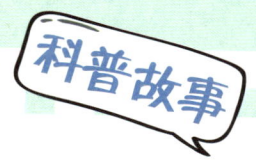

老王坐在等待区，他的手指不自觉地捻着衣角，眼神中透露出难以掩饰的紧张和焦虑。最近的头痛已经成了他的梦魇，每次发作都像是一场灾难。他四处奔走，寻求各种医疗帮助，做了无数检查，但始终没有找到病因。这次疼痛加剧了，于是他带着最后一丝希望来到省城最好的医院，希望能够找到病因。

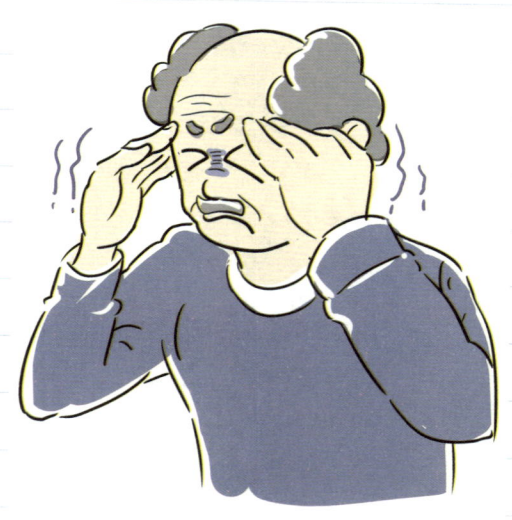

头痛欲裂的老王

在神经内科，医生们对他的神经系统进行了全面检查，但也没有发现什么异常。最后，一位有经验的医生建议他去做"右心声学造影"检查。老王对这个检查一无所知，但只要能找到病因、解除痛苦，他什么都愿意尝试。

到了超声科，医生先为他进行了一次常规心脏彩超。声像图上，心脏的各个部位都显示得清清楚楚，却与常人无异，没办法解释老王"偏头痛"的问题。医生眉头紧锁，"准备进行右心声学造影。"老王挠了挠头，问出了心中的疑虑："这是一项什么检查呀？""右心声学造影是一种非常安全、有效的检查方法。"医生轻声说，"它是通过注入造影剂来增强心脏超声成像的。造影剂会在心脏内部流动，帮助我们更好地观察心脏的内部结构，判断结构是否有异常。"老王听着医生的解释，眼神中仍透露出一丝困惑。他皱起眉头，小心翼翼地问："医生，这个检查会对我的身体有影响吗？"医生微微一笑，温和地回答："放心吧，这项检查相对安全，不会对你的身体造成太大伤害。"老王的神情逐渐放松下来，但他仍然有些担忧："那检查时会不会很痛苦？"医生摇了摇头，笑容更加亲切："只会有一点针刺感，不会很痛的。"

老王听着医生的解释，心中不安逐渐消散。他看着医生，坚定地说："医生，我相信你。"医生的眼神中闪过一丝欣慰，他点了点头："谢谢你的信任。我们会尽一切努力帮助你找出病因。"随后，医生嘱咐护士开始准备造影剂，并引导老王躺在检查台上。老王紧闭

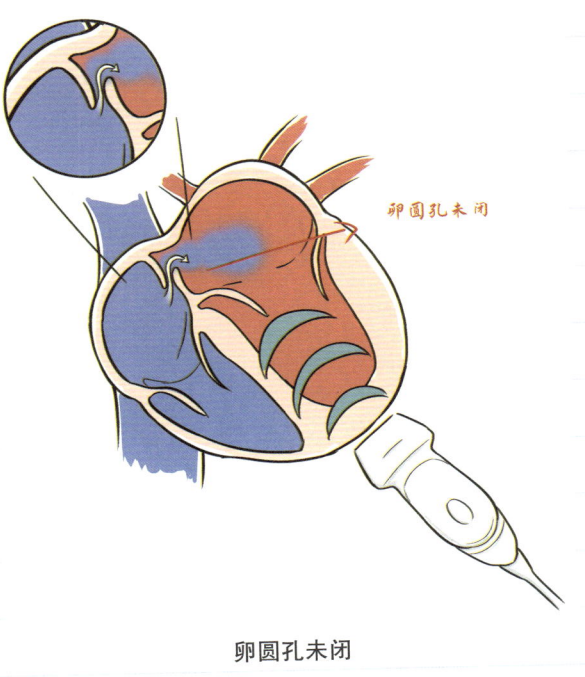

卵圆孔未闭

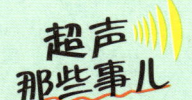

双眼，心情紧张而期待。护士开始为他注射造影剂，一股凉意从手臂上传来。老王睁开眼睛，屏幕上的图像开始发生变化。医生专注盯着屏幕，突然，他的眼睛亮了起来："有造影剂从右心房跑到了左心房去了，卵圆孔的瓣膜处于开放状态，这个现象可以解释你的头痛！"

　　医生的话像是一束光，驱散了他先前求医的阴霾。他紧紧抓住床沿，眼中闪烁着感激的泪光。他知道，生活即将迎来新的希望。

科普小博士

● **为什么卵圆孔未闭合会与偏头痛、卒中有关？**

若卵圆孔没有闭合，人们在咳嗽、搬重物、用力排便或发生体位变化等动作时，栓子能直接到达脑组织，导致脑梗死、偏头痛、晕厥、低氧血症、减压病等一系列临床综合征。

● **哪些检查可发现卵圆孔未闭？**

经食道超声心动图检查（TEE）及右心声学造影。

● **右心声学造影剂的成分是什么？**

一般是使用振荡后的生理盐水，通过将9 mL无菌生理盐水加1 mL空气（必要时＋1 mL自体血液）反复振荡所得，安全性高。

● **什么人群需要做右心声学造影？**

1. 不明原因反复发作偏头痛，特别是有先兆性偏头痛的人群。
2. 有过原因不明的缺血性脑卒中、一过性头晕、晕厥的人群。
3. 减压病患者、潜水员或者航天员上岗前检查。
4. 经卵圆孔未闭封堵术后的患者随访检测。

● **做右心声学造影会有什么不良反应吗？**

因为注射的造影剂为振荡的生理盐水，不良反应少，极少数患者有咳嗽、呼吸困难等呼吸系统症状，或有面部潮红、头痛，注射点局部发热、红斑、皮疹、瘙痒等不适，一般持续数分钟，1 h后可恢复正常，无后遗症。

● **右心造影怎么做？**

通过导管插入血管，将造影剂注入到右心腔中，以观察心脏结构和功能。

● **右心造影有什么风险？**

血管穿刺部位可能出现出血或血肿，发生过敏反应、心脏或血管并发症等。

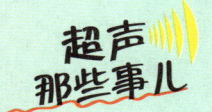

超声探宝：宝宝心脏的故事

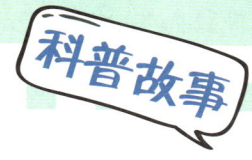

宝宝心脏的秘密

　　李先生和张女士是一对夫妇，他们正沉浸在孕期的喜悦中。他们每次前往医院做产检都像是一次去迎接小宝宝的"盛大表演"。然而，一次的超声检查却让他们陷入了紧张与担忧之中。

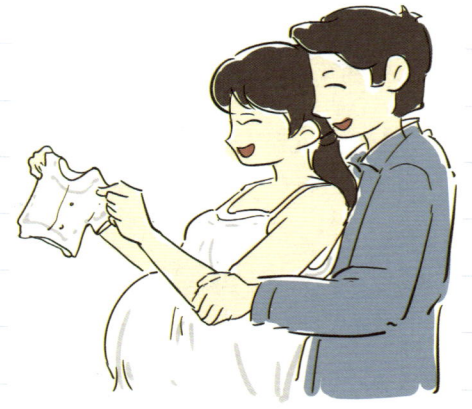

沉浸在孕期喜悦的夫妇

　　在医生的办公室里，医生正在专注地观察着超声屏幕上闪烁的图像。张女士的心情有些焦虑，她紧握着李先生的手，眼神焦急地盯着医生。

　　"医生，一切都好吗？"张女士忍不住问道。

　　医生微笑着转过身来，安抚地说："别着急，我们来看看你宝宝的心脏。"

　　他将探头移到张女士的肚子上，一幅幅图像逐渐呈现在屏幕上。李先生和张女士目不转睛地看着，他们看到了一颗小小的心脏在有规律地跳动着，仿佛在为自己的到来做着倒计时。

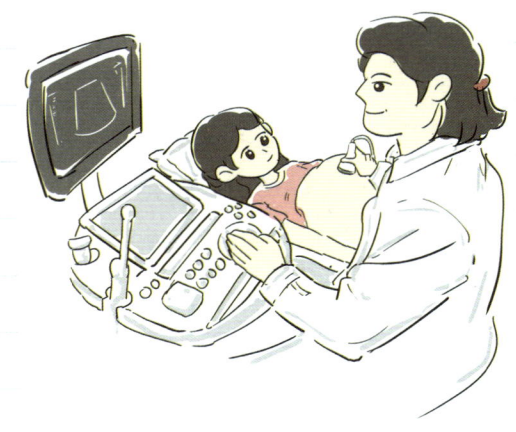

胎儿超声心动检查

"看，宝宝的心跳很正常。"医生指着屏幕上的波形图说："这叫做胎儿超声心动图，通过超声，我们可以清晰地观察到宝宝心脏结构、心跳的频率和节律，这是了解宝宝健康状况的重要指标之一。"

张女士松了口气，脸上露出了欣慰的笑容。她和李先生对视一眼，心里充满了感激和安心。

隐藏的风险

几个星期后，张女士再次躺在超声检查床上，她的心情比以往更加忐忑不安。上一次的经历让她对超声检查产生了一些恐惧，害怕再次听到不好的消息。

"我希望一切都好。"她轻声自语道。

医生在一旁静静地操作着仪器，屏幕上的图像逐渐清晰起来。然而，当医生将探头移动到宝宝的心脏位置时，他的眉头微微皱起。

"有什么问题吗？"张女二敏锐地察觉到了医生的异样。

医生停顿了一下，然后轻轻地说："我发现了一点小小的异常，宝宝的心脏室间隔似乎有一处小的缺损，大约4 mm。"

张女士的心一下子沉到了谷底，她感觉自己仿佛坠入了黑暗的深渊。李先生紧紧地握着她的手，努力让自己保持冷静。

"这会有什么影响吗？"李先生结巴着问道。

医生安慰地拍拍他的肩膀，"现在别担心，这种缺损有可能是生理性的，也有可能是病理性的，产检超声密切随访即可。目前缺损并不大，可以继续观察监测，如果继续增大出生后也可以微创修补，一般不会对宝宝以后的生长发育造成影响。"

超声的力量

在接下来的几个月里，夫妇俩每隔一段时间就会前往医院进行超声检查。每一次检查都是一次紧张而期待的经历，他们担心宝宝的健康，同时又希望一切都能顺利解决。

经过多次检查，医生终于确认宝宝患有先天性室间隔缺损，但连续几次复查，缺损的范围并没有继续进展。由于医生及时的发现和建议，他们采取了积极的治疗措施，并定期复查超声。

随着时间的推移，宝宝在张女士的肚子里健康地成长着。每一次超声检查都像是一次宝宝的成长记录，他们看到了宝宝的每一个微笑和动作，心中充满了期待和爱意。

终于，等到了宝宝降生的日子。在产房里，医生小心翼翼地接生着宝宝，李先生和张女士紧张而激动地等待着。

当宝宝发出哭声的那一刻，整个产房都充满了欢乐和喜悦。医生将宝宝抱到张女士的怀里，此刻她的眼中充满了泪水和感激。

"谢谢你，医生。"张女士紧紧地抱着宝宝，泪水在她的脸上流淌。

医生微笑着摇摇头，"不客气，这是我的职责。祝你们一家三口幸福快乐。"

超声之光

几年后的一天，当张女士拿着一本厚厚的书籍回家时，李先生好奇地问道："这是什么书？"

张女士笑着递给他，"这是我在医院里看到的一本超声科普书，里面讲述了超声在产检中的重要作用。"

李先生翻开书籍，目光渐渐沉浸在其中。"原来超声不仅可以观察胎儿的发育情况，还可以发现一些潜在的健康问题。"

"是的。"张女士点头。"我们当初就是通过超声发现了宝宝的心脏问题，并且及时采取了治疗措施。"

李先生眼中满是认同，"超声真是了不起的技术啊，它为我们带来了宝贵的希望和幸福。"

夫妇俩相视而笑，他们深知正是超声的力量，让他们迎来了生命中最美好的时刻。超声，不仅是医学的利器，更是一束温暖的光芒，照亮着每一个家庭的未来。

科普小博士

● **为什么孕早期没看见，后期能看见？**

当时病变比较轻，临床症状不明显，所以没有被发现。而室间隔缺损有可能是生理性的，也有可能是病理性的，超声密切随访。如果是生理性的，可不予处理，如果是病理性的，且大于4 mm，可在宝宝出生后行封堵手术。

● **整个孕期要做几次彩超检查？**

一般至少要做4次超声检查，临床上分别将其叫做：早孕检查、NT检查、两次大排畸检查以及晚孕期检查。

1. 第一次（孕6～8周）早孕检查：目的在于确认胎儿宫内的妊娠情况，判断是否异位妊娠（例如宫外孕），判断怀的是单胎、双胎（确认绒毛膜性）还是多胎，了解胚胎定植情况、胎心搏动情况，最终再核实孕周数与停经天数是否一致。

2. 第二次（孕11～13周＋6 d）NT检查：主要测量胎儿颈后透明层厚度（用于发现神经管畸形、染色体异常或心血管畸形等问题）。

3. 第三次（孕22～24周）大排畸检查：属于对胎儿系统性的超声筛查，主要用于将严重畸形的胎儿予以筛查出，胎儿心脏按需检查。

4. 第四次（孕37～41周）晚孕期检查：主要用于对胎儿的发育情况、羊水量、胎位及胎盘位置等进行测定；评估胎儿大小、羊水量、胎盘成熟度、脐动脉血流情况。

● **三维超声与二维超声有什么区别？**

二维超声是平面成像，也就是平时我们最常用的灰阶成像，能够在平面上观察胎儿的解剖结构、了解胎儿内脏器官、四肢、心脏等实际的发育情况，并能够排除一些常见的解剖畸形。我们平时所说的"大排畸"即主要依托于二维成像技术，可以说，二维超声是最基础的排查畸形的方法。

三维超声是立体成像，也就是我们平时所说的3D成像技术，是通过特定的技术将二维超声切面转换成栩栩如生的三维立体图像。而四维超声则是在三维超声的基础上再加上时间的维度，即动态的三维超声。

胎儿心室发现强回声斑，怎么办？

超声检查检出胎儿心内强回声斑，建议进一步检查胎儿超声心动图，排除心脏异常。心内强回声斑合并超声异常、其他超声软标志或者血清学筛查高风险时，将增加非整倍体疾病的发病风险。在超声检查过程中，应该把强回声斑作为筛查的目标，对检出的病例应结合其他超声发现、血清学筛查结果及孕妇年龄综合评价染色体异常的风险性。如强回声斑合并以下情况之一时：血清学筛查高风险、超声异常、其他超声软标志，建议行羊膜腔穿刺术。

胎儿心脏有器质性问题时，一定要引产吗？如何取舍？

目前根据胎儿先天性心脏病的严重程度，给予以下几点推荐意见：

1. 强烈推荐终止妊娠：针对现阶段确定无法治疗或治疗效果极差的疾病，如心脏恶性肿瘤，或先天性心脏病合并多器官严重畸形，这一类胎儿建议及早引产。

2. 推荐终止妊娠：针对现阶段有治疗方法，但是需要多次分期手术，像远期效果不理想的先天性心脏病，如左心室发育不良、严重的肺血管发育不良等。

3. 推荐保留：针对现阶段有确切治疗方法，远期效果较好的先天性心脏病，如完全性大动脉转位、右心室双出口、肺血管发育良好的肺动脉闭锁、完全性肺动脉异位引流、主动脉缩窄等。

4. 强烈推荐保留：针对有确切治疗方法、远期效果良好的先天性心脏病，如房间隔缺损、室间隔缺损、单心房、法洛氏四联症等。

致死性六大畸形有哪些？

孕妇在孕18~24周时应诊断的六大致死性畸形包括：无脑儿、严重脑膨出、严重开放性脊柱裂、严重胸腹壁缺损伴内脏外翻、单腔心、致死性软骨发育不良。若超声发现以上异常时建议孕妇到有产前诊断资格的医院确诊。

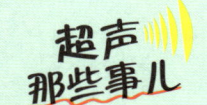

坚强的生命：辅助生殖与超声保胎的奇迹

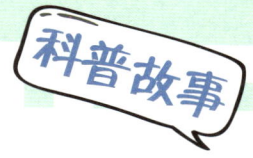

艰难的怀孕之路

在一家三甲医院的辅助生殖中心，王小姐和陈先生正在接受着长达数年的辅助生殖治疗。经过无数次的努力和等待，他们终于迎来了怀孕的好消息。然而，他们并不知道，这段怀孕之路是如此艰难。

阴道流血的惊吓

怀孕的第几周，王小姐突然感觉到下体出现了阴道流血的情况。他们立即前往医院就诊，经过详细检查，医生诊断其为先兆流产。这个消息让王小姐和陈先生心如刀割，他们的希望似乎就在眼前被击碎。

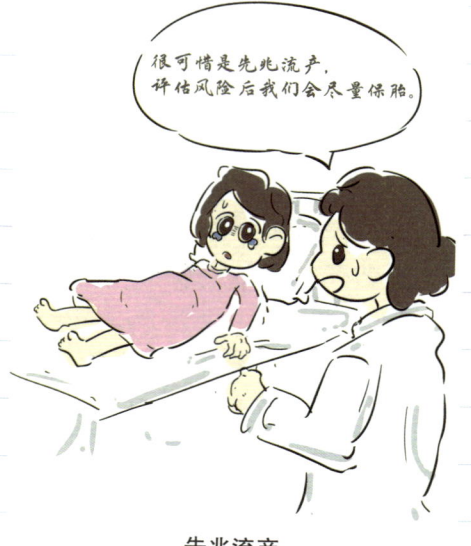

先兆流产

126

保胎的奇迹

在医生的建议下，王小姐接受了保胎治疗。医生利用超声技术对胎儿进行详细观察，并根据超声结果制订了精准的保胎方案。王小姐每天都在医院接受超声检查，而陈先生则默默地守在她身边，给予她无尽的鼓励和支持。经这一段漫长的治疗，王小姐的阴道流血逐渐得到了控制，胎儿的情况也稳定下来。最终，王小姐成功渡过了难关，顺利地走出了医院的大门，迎来了孕期的稳定和平安。

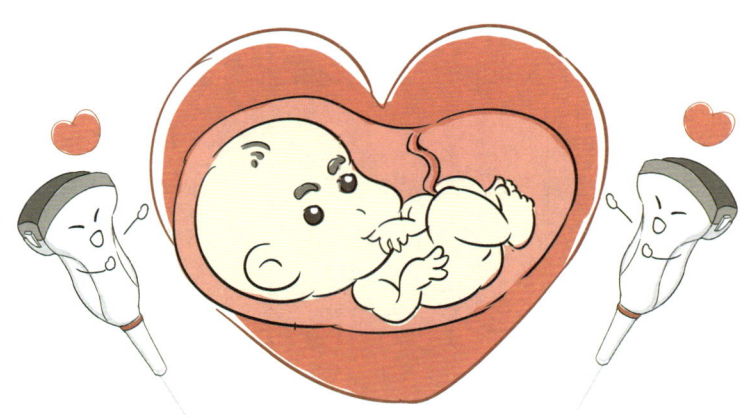

超声保胎

王小姐和陈先生深刻体会到了超声在保胎过程中的重要作用。超声不仅是一种诊断工具，更是一种守护生命的力量，让他们得以重拾迎接新生命的信心和希望。这段艰难的怀孕之路，成为了他们人生中最动人的故事，也见证了超声技术在医学领域中的不可替代的地位。

127

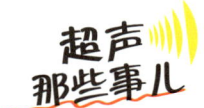
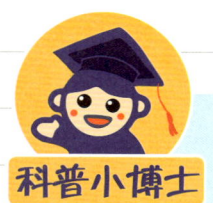
科普小博士

● **什么是先兆流产？**

流产是指妊娠不足28周，胎儿体重不足1 000 g而终止者。先兆流产是指妊娠28周之前，孕妇出现有少量阴道出血或下腹痛，宫颈口闭合，胎膜未破裂，妊娠物未排出。

● **先兆流产合并出血的能做阴超吗？**

一般是可以的，但是如果出血量大可能选择经腹超声会更好。

● **间隔多久复查超声？**

通常建议间隔1周后复查。

4 腔内超声

超声之声：小雅的异位妊娠之旅

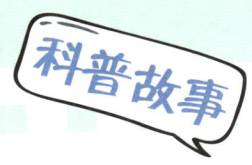

科普故事

  小雅是一位热爱生活的年轻女性。近期，小雅感到身体有些异常——她已经停经39天，且开始出现阴道流血和下腹痛。

  起初，她以为这只是暂时的不适，但随着症状的加剧，她开始担忧。小雅的痛苦在夜间达到了顶峰，让她几乎无法忍受。她决定立刻去医院。在朋友的帮助下，她匆忙穿好衣服，几乎是被搀扶着走出家门。朋友驱车穿过静谧的夜色，将小雅送到了最近的医院急诊室。到达医院后，小雅的病情被迅速评估。由于她的症状非常严重，得以被医院优先处理。医生和护士的专业态度让她感到了一丝安心。她被安置在轮椅上，以减少行走带来的痛苦。在候诊区，她看到了不同的患者，有的焦急、有的平静。医护

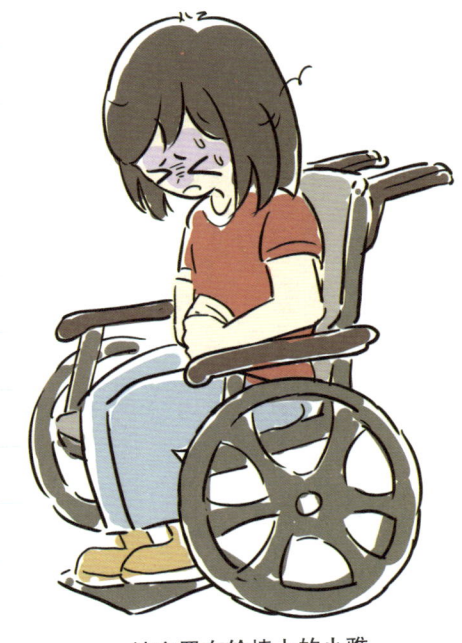

被安置在轮椅上的小雅

人员在紧张而有序的环境中忙碌着，给予每一位患者关注。

轮到小雅时，医生对她进行了详细的询问和初步检查，包括她的症状历程、持续时间和疼痛的性质。考虑到小雅的年龄和症状，医生怀疑可能是妇科问题，特别是异位妊娠的可能性很大。因此，他建议小雅进行紧急的超声检查以确认诊断结果。小雅心里既紧张又害怕，但她知道这是必需的。在超声室，专业的超声医师对她进行了仔细的检查。

经阴道超声"右侧附件区宫外孕（大小约14 mm×8 mm），左侧卵巢内混合性团块（大小约24 mm×19 mm），考虑黄体血肿；盆腔积液深约30 mm。"后经三甲医院复查经阴道超声阴道彩超示"右侧卵巢旁可见一类妊娠囊的环状高回声结构（大小约20 mm×18 mm×15 mm），内为液性回声，可见卵黄囊回声，未见明显胚芽，左侧卵巢大小正常，轮廓清。盆腔见深约20 mm的液性无回声区，肝肾隐窝未见明显积液。"屏幕上显示的图像对小雅来说是陌生的，但超声科医生的解释让她对自己的情况有了一些了解。检查过程中，医生的手法温柔而专业，尽量减少了小雅的不适。

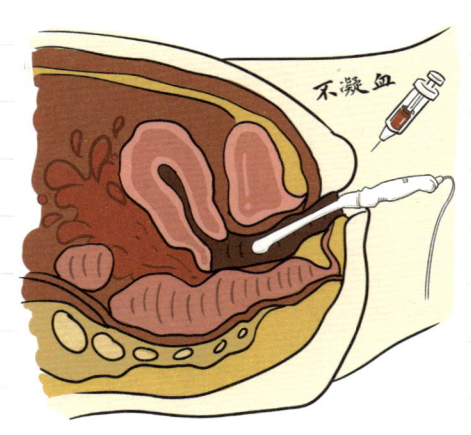

异位妊娠（宫外孕）

检查结束后，医生确认了异位妊娠的诊断。这一发现让小雅既惊讶又害怕，但医生耐心地解释了这种情况，并告诉她接下来的治疗方案。小雅接受了腹腔镜手术，这是一种微创手术，可以有效地处理她的状况。虽然小雅对即将面临的治疗感到害怕,但她也感到一丝安慰,因为她知道自己正在得到最好的治疗。

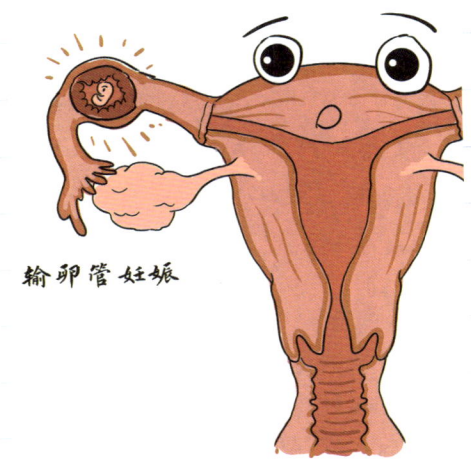

输卵管妊娠

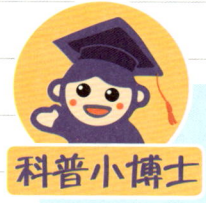

科普小博士

● **异位妊娠就是宫外孕吗？**

是的，异位妊娠又称为宫外孕。异位妊娠是指受精卵在子宫体腔以外着床发育，俗称"宫外孕"。但两者含义有所不同。宫外孕是指子宫以外的妊娠，如输卵管妊娠、卵巢妊娠、腹腔妊娠、阔韧带妊娠等；异位妊娠除上述妊娠部位外，还包括宫颈妊娠、子宫残角妊娠、子宫瘢痕妊娠等，较"宫外孕"的含义更广。其中输卵管妊娠最为常见，约占异位妊娠的95%以上。

● **停经、腹痛、阴道流血一定是有问题吗？**

是的，但这些症状不具有特异性，这些症状有可能是异位妊娠，也有可能是"葡萄胎"（妊娠滋养细胞疾病）。

● **异位妊娠一定要手术吗？**

不一定。

1. 保守治疗需要有严格的评估，符合下列条件可采用此法：①无药物治疗的禁忌证；②输卵管妊娠未发生破裂；③妊娠囊直径≤4cm；④血HCG<2 000 IU/L；⑤无明显内出血。主要的禁忌证为：①生命体征不稳定；②异位妊娠破裂；③妊娠囊直径≥4 cm或≥3.5 cm伴胎心搏动。化疗一般采用全身用药，亦可采用局部用药。

2. 手术治疗分为保守手术和根治手术。保守手术为保留患侧输卵管，根治手术为切除患侧输卵管。手术治疗适用于：①生命体征不稳定或有腹腔内出血征象者；②诊断不明确者；③异位妊娠有进展者（如血HCG>3 000 IU/L或持续升高、有胎心搏动、附件区大包块等）；④随诊不可靠者；⑤药物治疗禁忌证或无效者。

● **得了异位妊娠，多久才能备孕?**

一般情况下，异位妊娠进行保守治疗之后，只要患者身体完全恢复则可以怀孕。但为了女性的健康，最好在治愈3个月之后再考虑怀孕，腹腔镜手术治疗后一般避孕6个月就可以再次妊娠。

● **异位妊娠会要命吗?**

一般来说，异位妊娠是妇科急腹症之一，若发现不及时会引起失血性休克，甚至导致死亡。因此要及时发现，及时处理。

岁月的挑战：直肠癌

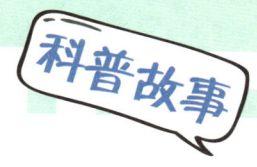

老孙是一位65岁的老人，身材魁梧、头发花白，脸上刻着岁月的"沟壑"。他一直以来都是个豁达的人，喜欢大口吃肉，大碗喝酒，保持着年轻的心态。然而，最近的身体变化让他不得不正视自己的年龄和健康状况。

一个阳光明媚的早晨，老孙在花园里散步，感受着晨风的清新。但当他回到家中上厕所时

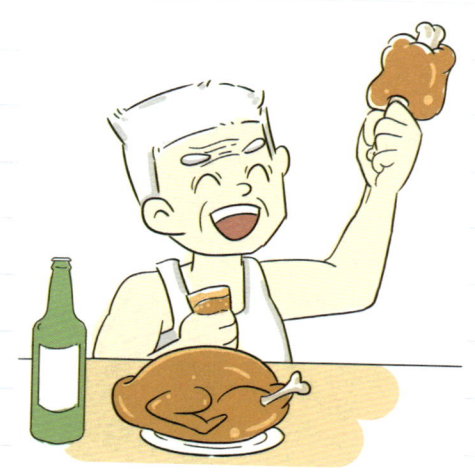

大口吃肉，大碗喝酒的老孙

却突然发现自己的大便带血。这个意外的发现让他心中泛起一阵惊慌。他匆匆换上衣服，决定立即前往医院。

在医院，老孙被安排到了一位年轻的胃肠科医生李医生那里。李医生身材修长，神情专注，给人一种沉稳的感觉。李医生简单了解老孙情况后，将他带到检查床旁，说："我先给您做个简单的检查，来，躺上来吧。"老孙非常信任李医生，他高度配合着。接下来，李

医生给老孙进行了直肠指检。这是一种常见的医疗检查方法，主要用于检查直肠和肛门部位的病变，如肿瘤、肛裂、息肉等。通过直肠指检，医生可以触摸到直肠壁，了解其表面是否有异常情况。

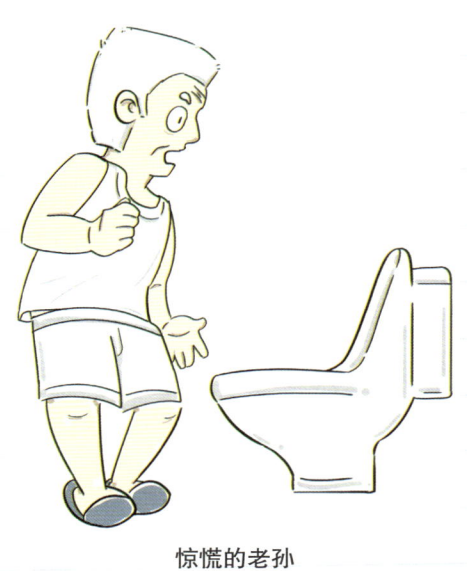

惊慌的老孙

在检查过程中，李医生小心翼翼地插入手指，同时与老孙保持沟通，询问他是否有不适感。老孙对医生的信任不仅有助于检查的顺利进行，还有助于医生更准确地诊断和治疗病情。

检查后，医生考虑不太乐观，于是建议老孙进行直肠超声检查以获取更全面的信息，从而明确诊断结果。

老孙在检查室内感到些许紧张。他躺在检查床上，看着房间里的医疗设备，对即将开始的检查感到忐忑不安。李医生声音温和，试图通过谈话来缓解他的紧张情绪。随着探头在他的肛门和直肠内部缓缓移动，屏幕上出现了详细的图像。经过仔细的检查，李医生发现了异常：老孙直

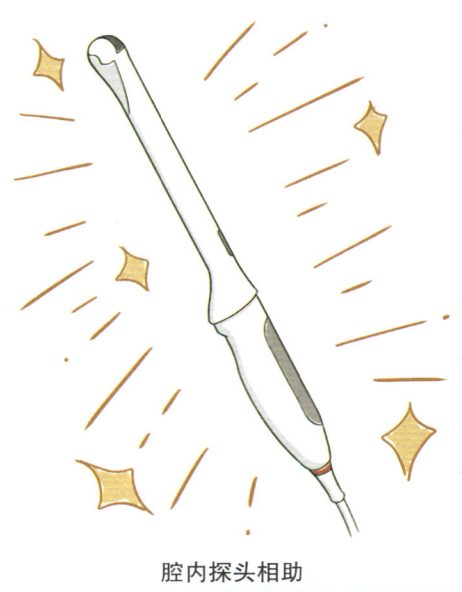

腔内探头相助

肠内部有一个明显的占位。

　　医生的声音突然变得严肃："老孙，这个病变可能不那么让人放心哦。"这句话像一道晴天霹雳击中了老孙，他的脸色瞬间变得苍白，内心涌起阵阵恐慌。他从未想过自己的晚年会被这样的疾病所困扰。

　　李医生继续解释道："不过，不用太担心，这个疾病是可以通过手术来治疗的。幸运的是，直肠超声检查已经为我们提供了肿瘤的确切位置，这将极大地帮助我们规划手术路径，提高手术的成功率。"

　　老孙听着医生的解释，心中的恐惧逐渐减轻。他对超声技术的神奇产生了好奇："超声怎么能做到这些？"李医生微笑着回答："直肠超声通过发射超声波，根据其在不同组织中的反射来描绘出直肠内部的图像。这种技术不仅能精确地定位肿瘤，还能帮助我们评估肿瘤周围组织的状况，为手术提供重要的参考信息。"

　　手术前夕，老孙躺在病房的床上，望着窗外晴朗的天空。阳光透过窗帘的缝隙，洒在他的脸上，带来一丝温暖。一位护士走进来，温柔地安慰他："孙大爷，别担心，相信一切都会好起来的。"

　　手术过程顺利，李医生和他的团队准确切除了肿瘤。术后，老孙在医院休养，定期接受超声检查来监测恢复情况。在这个过程中，他逐渐意识到自己饮食习惯的不当。在营养师的建议下，他开始改变饮食结构，多吃蔬菜和水果，减少肉类的摄入，并戒掉了多年的饮酒习惯。

　　随着时间的流逝，老孙的身体逐渐康复，他的生活态度也发生了改变。他开始珍惜每一个日出日落，感激每一次和家人的团聚。每次复诊时，李医生总是带着满意的笑容告诉他："孙大爷，您的恢复情况非常好，超出了我们的预期。只要保持良好的生活习惯，您还能享受很多美好的时光。"

老孙心中的恐惧和不安逐渐消散。他开始在社区中分享自己的经历，鼓励其他老年人重视健康检查，特别是超声检查的重要性。

他在病友会上说："我以前总认为自己身体硬朗，无所不能。

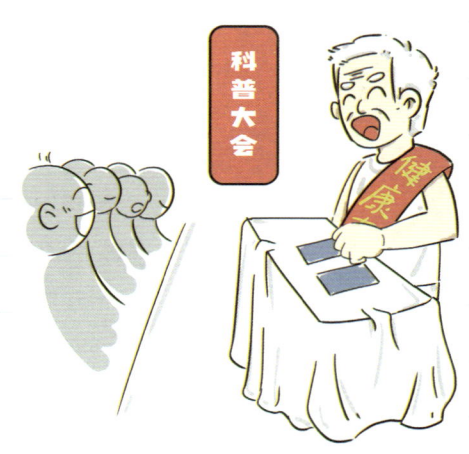

老孙科普超声检查的重要性

但这次病痛经历教会了我，无论年龄多大，都要关注自己的健康。超声检查这项简单而神奇的技术救了我的命，让我有机会再次享受生活。"

老孙的故事传开，激励了许多病友开始积极地接受超声检查和相应治疗。他们开始意识到，虽然年纪大了，但是通过科学的方法还是能够及时发现并治疗疾病。老孙成了社区的健康大使，他的经历成为了大家学习的榜样。

岁月虽然无情，但老孙的故事向人们证明了生命的顽强和医学技术的进步。直肠超声，在他与疾病的战斗中，不仅是他强大的后盾，也成为了他生活中重要的一部分。老孙重新找回了对生活的信心和热爱，他的笑容比以往任何时候都要灿烂。

这个故事不仅是对老孙个人就医态度的颂扬，更是对现代医学技术的赞美。它展示了医学进步给个人生命带来的巨大影响，也鼓励了更多的人去关注和珍惜自己的健康。

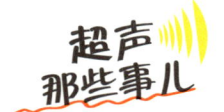

科普小博士

- **发现大便带血怎么办？**

可能需要及时就医，可初步自我鉴别：

1. 肛裂：排便时肛门部位有明显疼痛，伴有鲜血流出，以肛裂居多；

2. 痔疮：排便时无特殊感觉，有鲜红色血滴下，以内痔为多见；

3. 肿瘤：便血为暗红色，且与粪便混合在一起，与肠癌极其相关。

- **直肠癌的表现是什么？**

主要包括大便带血、腹痛、排便不畅等症状，但具体表现因个体而异。

- **直肠癌会遗传吗？**

不会。直肠癌不是遗传性疾病，不会遗传。但有家族聚集性，如果存在家族病史，发病概率会增加。

- **体检做肠镜，能发现直肠癌吗？**

可以。体检做肠镜后可通过病理检查进行确诊。

- **怎样能确诊直肠癌？**

病理检查。通常通过组织活检或手术切除后的病理检查进行确诊。

- **直肠癌首选的治疗手段是什么？**

一般首选手术治疗。但术式与肿瘤位置有关。低位直肠癌常采用直肠癌切除术（Dixon手术）或拉下式直肠癌切除术（Miles手术）进行永久性造口（人工肛门）。高位直肠癌常根据肿瘤位置采用结肠切除术并重建肠道。

● **经直肠超声的优势有哪些?**

　　经直肠超声不仅可以清晰分辨五层回声信号,敏感性和特异性高,还可以检查距肛缘12 cm范围内病变所在的肠壁组织层面、病变性质及与周围组织的关系,简便快捷、无创且经济,是肠镜不可替代的检查项目。

● **痔疮与直肠癌是一回事吗?**

　　不是。但他们都会导致便血,需要注意区别。

	便血	大便形状	排便习惯
痔疮	颜色鲜红,便纸粘血或排便时(便前、便时、便后)滴血、喷血。	无明显改变。	无明显改变。
直肠癌	血色暗红,大便摩擦所致。多数粘在大便表面,或混在大便里,并带有黏液。	大便稀烂,大便变细或有沟槽痕迹的情况也比较多。	前期由于肿瘤原因,大便次数明显增多,或便秘与腹泻交替出现。有排便不尽的感觉。

5 三维超声

阳光下的回忆：怀孕旅程中的超声探索

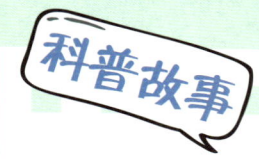

阳光下的幸福

公园里，阳光明媚，微风轻拂着树叶，带着一丝清新的气息。刘先生和王小姐带着他们的宝宝在草地上嬉戏玩耍。宝宝快乐地追逐着彩色的气球，笑得灿烂，夫妇俩的眼中充满了幸福和满足。

坐在长椅上，刘先生轻轻拥着王小姐，"想起你怀孕的那段日子，真是美好而充满回忆。"

王小姐依偎在刘先生的怀里，微笑着说道："是啊，那段时光是我们生命中最珍贵的。"

产检之路

"记得吗，每次产检都是我们最期待的时刻。"刘先生轻声说道。

王小姐点了点头，"是的，每一次产检都是我们和宝宝见面的时刻。"

他们开始回忆起怀孕期间进行的几次超声检查。每一次，他们都小心翼翼地按

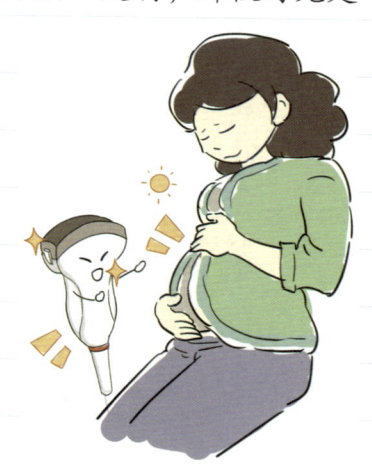

超声检查呵护宝宝健康成长

时前往医院，希望看到宝宝在肚子里健康长大的情景。

颈项透明层检查（NT）的紧张

"那次NT检查真是让我们焦虑了好一阵子。当时NT值2.8 mm，医生说建议做无创，幸好做了无创没有问题"，王小姐感慨地说道。

刘先生紧握着王小姐的手，"是啊，我记得我们当时坐在超声室里，心里忐忑不安。"

他们回忆起了那一次NT检查的场景。医生认真地观察着屏幕上的图像，他们焦急地等待着结果。终于，医生微笑着告诉他们一切正常，他们才松了口气，心里的石头才落了地。

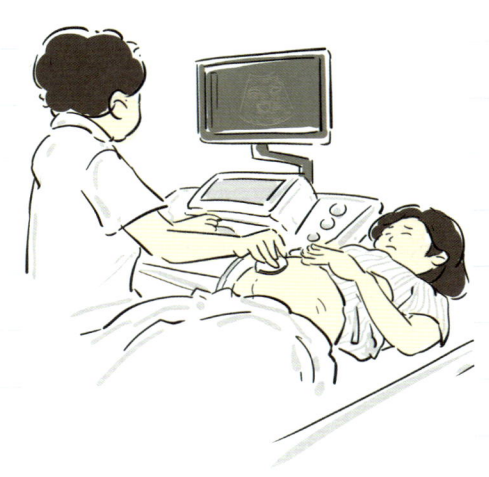

NT检查

超声之光

"超声真是我们怀孕旅程中最亮丽的一抹光。"刘先生感慨地说道。

王小姐点头，"是啊，正是有了超声，我们才能够及时了解宝宝的健康状况，让我们更加安心。"

夫妇俩静静地坐在长椅上，回忆着怀孕期间的点点滴滴。阳光下，他们的笑容更加灿烂，因为他们知道，多亏了超声在孕期帮他们监测宝宝的健康，他们才能够拥有今天幸福的一切。在超声的指引下，他们迈入了一个充满阳光和希望的新时代。

科普小博士

● **为什么要做早期唐氏综合征筛查?**

在我国,唐氏综合征发生率高达3‰,早期筛查可以帮助家庭了解胎儿是否携带异常染色体,从而做出更好的生育决策。

● **正常产检检查的时间点分别是什么,各次的侧重点有什么不同?**

1. 孕5~8周:确定是否宫内妊娠、胚胎数量、多胎的绒毛膜性;排除"葡萄胎"、瘢痕妊娠等。

2. 孕11~13周+6:早孕期结构畸形筛查、NT厚度的测量。

3. 孕20~24周:系统的胎儿结构畸形筛查。

4. 孕28~32周:胎儿继续发育过程中,可能还会出现一些24周以前没有出现的异常,需要进一步检查补漏和测量胎儿生长参数以排除发育迟缓。

5. 分娩前:评估分娩前胎儿大小、胎盘羊水情况,为顺利分娩做好准备。

此外,产科或产前诊断医生会根据孕妇及胎儿具体情况酌情增加检查,包括必要时增加胎儿超声心动图检查。

输卵管造影通畅"生命之路"

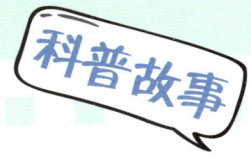

孤独的梦想

　　小红和丈夫小明结婚已经5年了，他们一直梦想着拥有一个可爱的孩子，但时间一天一天过去，他们的梦想却一直没有实现。每当小红看到邻居家的孩子在花园里嬉戏玩耍，心里总是无比羡慕。五年的漫长等待让他们心力交瘁，终于，他们决定寻求医生的帮助。

求医问诊

　　夫妻俩手拉手走进了三甲医院，来到了郭医生的诊室。小红的眼睛里充满了期待，而小明的眉头却紧锁着，他默默地握着小红的手，仿佛要给她最大的支持。他们诉说着他们的心路历程，郭医生仔细地倾听着。经过一系列的检查，郭医生发现了问题所在：小红的双侧输卵管阻

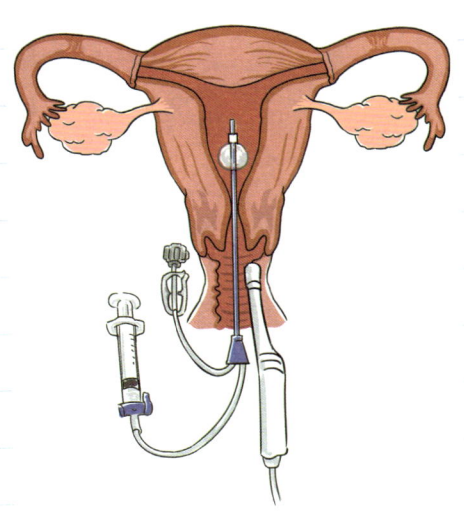

输卵管造影发现双侧输卵管阻塞

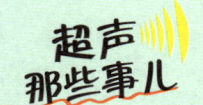

塞。小红泪如雨下，而小明则紧紧地搂着她，轻声安慰着。

超声的魔力

在听取了他们的情况后，郭医生向他们介绍了超声在生殖医学中的作用，并拿起超声探头，将其放在小红的腹部，一幅清晰的图像立即出现在屏幕上。郭医生指着屏幕上显示的输卵管位置，解释道："这就是您的输卵管，我们可以清晰地看到其中是否存在堵塞。"小红和小明的眼睛紧盯着屏幕，他们似乎在期待着一个奇迹的出现。

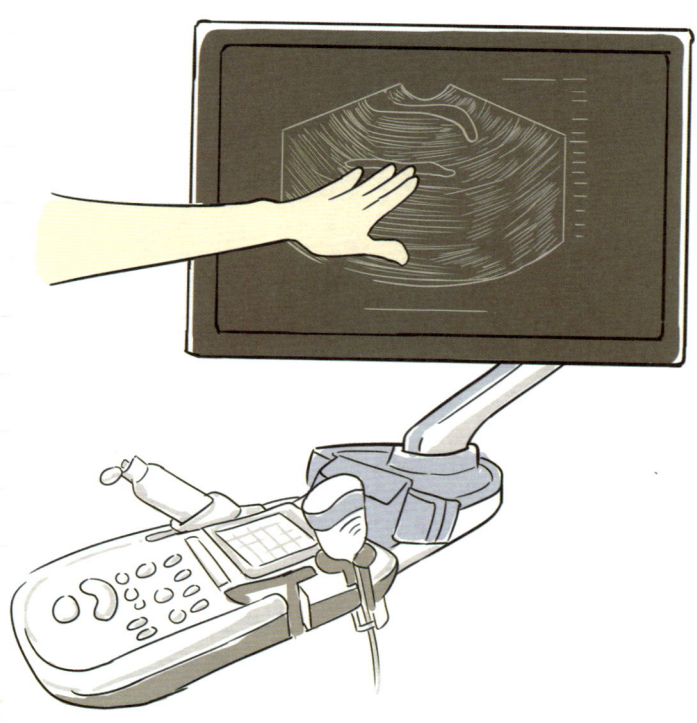

医生解释超声图像

试管婴儿的奇迹

在郭医生的建议下，小红和小明决定尝试试管婴儿技术。通过超声引导下的卵巢刺激，小红成功地采集到了多个卵子。在实验室中，医生们将受精卵培育成胚胎，并选择了最好的胚胎进行移植。在经历了漫长的等待后，小红终于怀上了他们梦寐以求的宝宝。当他们第一次听到胎心的跳动声时，眼泪不禁涌出，他们的手紧紧相握，感受着生命的奇迹。

爱的绽放

孩子的出生让小红和小明欣喜若狂，他们的家庭充满了欢声笑语。他们深深地感激着医生和超声技术，正是这些让他们实现了做父母的梦想。超声技术如同一双神奇的眼睛，透过肉眼无法触及的障碍，带给了他们新生命的希望和幸福。他们决定给孩子取名为"希望"，因为她是他们生命中最珍贵的希望之光。

超声技术在生殖医学中的应用，不仅仅是一种医学手段，更是一种希望的象征。它为那些渴望成为父母却又面临生育困难的夫妻打开了一扇门，让他们看到了生命的奇迹。愿每一对夫妻都能在超声的引领下，拥有一个健康快乐的家庭。

● **什么样的人需要做输卵管造影？**

1. 男方精液正常，女方疑有输卵管阻塞的不孕症患者。

2. 有下腹部手术史（阑尾、剖宫产、宫外孕等）、盆腔炎史、子宫内膜异位等不孕症患者。

3. 在绝育术、再通术或其他术后和药物治疗后的患者。

4. 有可疑宫腔粘连、宫颈粘连、子宫内膜息肉和黏膜下子宫肌瘤等异常情况的患者。

5. 有子宫异常出血的患者。

6. 子宫畸形（如双角子宫、纵隔子宫等）的患者。

7. 碘过敏无法选择放射造影的患者。

● **输卵管造影有什么危害吗？**

输卵管造影虽然对女性的身体可能存在一定影响，但不会给患者造成重大的危害，其影响基本可以直接忽略。只要患者处理好对输卵管检查前以及术后的注意事项，对身体几乎是没有伤害的，因此，做输卵管造影基本上不会对人体造成伤害。

● **输卵管造影和放射碘油造影对比，有什么不同呢？**

通过X线进行输卵管造影一般使用碘水造影和碘油造影两种。碘水造影不需要进行碘过敏试验，20 min完成延迟弥散片，患者无需单独往返医院，吸收快，价格较经济。但是因其黏度低，流速快，不易观察细微病变，对输卵管的疏通作用不如碘油造影。碘油造影除了是一项检查，还可以起到润滑、冲刷、疏通输卵管的作用，可以推通输卵管轻度粘连，提高妊娠率。但是由于油剂弥散慢，通常需要患者在完成第一次拍片后的24 h内返回医院拍摄延迟弥散片。过去认为由于辐射，最好在X线输卵管造影2～3个月后怀孕比较好，现在很多专家及文献指出做造影的X光量是很小的，远远小于致畸的X光剂量，除了医生特别叮嘱以外，一般建议做完碘油或碘水造影的第二月就可以积极试孕。

重获自信：盆腔障碍的超声揭秘

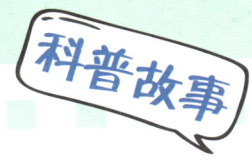

母亲的烦恼

　　董小姐是一位新手妈妈，她在医院顺利生下了两个可爱的宝宝。然而，随着产后恢复的进行，她却发现自己频繁出现尿路感染的症状，一咳嗽就会漏尿，让她倍感困扰。她不得不在出门时垫上护垫，时刻担心尴尬的情况发生。

困扰的原因

　　经过多次就诊，董小姐才得知自己的症状源于盆腔障碍性疾病。这一诊断让她感到震惊，同时也解释了她长期以来的痛苦。她开始寻求医生的帮助，希望能够尽快解决这一困扰。

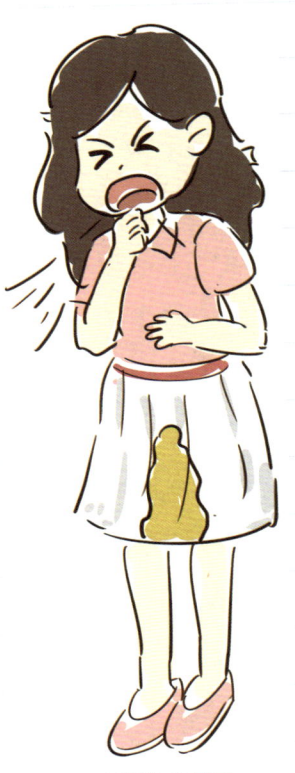

一咳嗽就会漏尿

超声的揭秘

在医院接受进一步检查时，医生决定利用超声技术对董小姐进行详细的检查。通过超声，医生可以清晰地观察到其盆腔内部的结构和可能存在的问题。经过仔细分析，医生发现了董小姐盆腔的异常情况，并制订了相应的治疗方案。

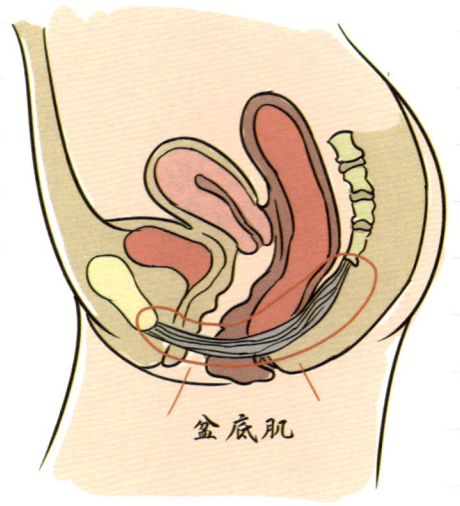

盆底肌

盆腔内部的结构

重获自信

随着治疗的进行，董小姐的症状逐渐好转。通过超声检查，医生可以及时发现和解决盆腔障碍引起的问题，让董小姐重新获得了自信和舒适感。她不再担心尿路问题带来的尴尬，重新享受起了健康快乐的生活。

在董小姐的故事中，超声技术起到了关键作用。它不仅可以帮助医生准确诊断盆腔问题，还可以指导治疗过程，让患者重获健康和幸福。这个故事告诉我们，盆腔障碍并不是无法解决的问题，有了超声技术的支持，我们可以更加从容地面对疾病，重新找回自信和快乐。

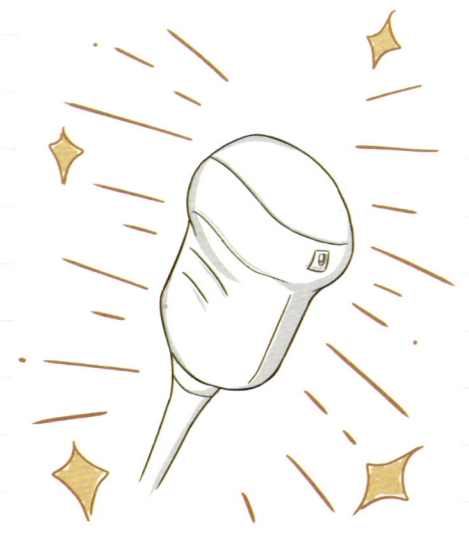

三维探头显身手

科普小博士

● **常见的盆底功能障碍有哪些？**

女性盆底功能障碍性疾病是由于盆底支持组织缺陷、损伤及功能障碍引发的一系列疾病。主要包括有：盆腔脏器脱垂（膀胱膨出、子宫脱垂）、排尿异常（尿失禁、尿潴留）、排便异常（粪失禁、便秘）、性功能障碍（性交痛、性欲下降）、慢性盆腔痛（会阴痛、膀胱痛）。

● **超声评估怎么做？**

1. 静息状态：前腔室需要观察和测量数据（膀胱残余尿、逼尿肌厚度、尿道倾斜角、膀胱颈、膀胱位置、尿道周围）；中腔室（子宫位置）；后腔室（直肠位置）。

2. Valsalva（瓦尔萨瓦式）状态：前腔室需要观察和测量数据（膀胱颈、膀胱位置、膀胱颈移动度、尿道内口有无漏斗形成、尿道倾斜角、尿道旋转角）、中腔室（子宫脱垂）、后腔室（直肠膨出）。

3. 盆底肌收缩状态。即骨盆底肌肉主动收缩、紧绷的状态。盆底肌群位于骨盆底部，起着支撑膀胱、子宫和直肠等器官的关键作用，并负责控制尿液和粪便，以防止尿失禁和维持肠道功能。收缩盆底肌时，肌肉会向上和向内收紧，产生支撑作用。

● **阴道分娩（俗称顺产）是盆底器官脱垂的危险因素，若是剖宫产的，还会出现这样的问题吗？**

尽管阴道分娩尤其利用产钳助产是发生盆底功能障碍尤其是漏尿等症状的高危因素，但目前的研究并没有证据证明剖宫产能预防盆腔脏器脱垂的发生。所以无论是顺产还是剖宫产，都同样存在盆底功能障碍和盆底器官脱垂的风险。

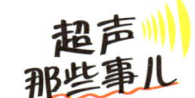

● **我已经做了盆底肌的评估检查，还需要做盆底超声检查吗？**

　　需要。盆底肌评估是对盆底肌肉的肌肉力量进行评估，属于功能性的评估，而盆底超声是对盆底器官的解剖结构的观察和评估。两者没有重复，也不能替代。此外，其他检查方法也是从不同方面对盆底器官脱垂的情况综合评估。

● **盆底超声检查需要做哪些准备呢？**

　　无须特殊准备，检查前需排空膀胱，检查时仰卧位，与妇科检查体位相似。

第二章
超声治疗

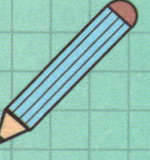

姓　　名：超声治疗

家族地位：二族长

年　　龄：68岁

频　　率：0.8~3.3MHz

擅长技能：实时监测、微创治疗

性格缺陷：欺软怕硬不受气

婚　　育：震波碎石、穿刺引流、穿刺注药、穿刺消融、聚焦超声、超声祛疤、超声美容、超声理疗

二族长 超声治疗

【文献链接】

　　1956年，超声技术开始应用于临床治疗中。聚焦超声能有效破坏局部神经组织，治疗帕金森、癫痫等疾病。

　　BALLANTINE H T, HUETER T F, NAUTA W J, et al. Focal destruction of nervous tissue by focused ultrasound: biophysical factors influencing its application [J]. Journal of Experienal Medicine, 1956, 104（3）: 337-360.

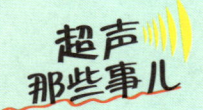

1　震波碎石

肾结石：超声波碎石

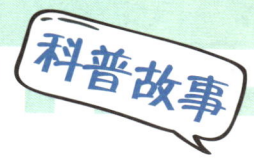

科普故事

丽丽是一位45岁的中年女性。最近，她的生活被一种令人难以忍受的腰部疼痛所困扰，尤其是在夜深人静时，这种疼痛变得更加剧烈。她常常辗转反侧，无法安睡。这天，疼痛突然变成了一种剧烈的绞痛，让丽丽完全没办法直起腰来，在床上打滚还有恶心、呕吐的情况。家人见状，赶紧拨通了120叫来了救护车。

到了急诊室，丽丽躺在病床上，面色苍白、冒着冷汗，眉头紧皱，双眼紧闭、嘴唇微微颤抖，身体蜷缩着。急诊科医生快速询问简单病史之后马上打电话叫来了超声科吴医生会诊。

5 min之后，吴医生出现在了急诊室，同时还从角落推来了超声机。在超声探头上涂抹了耦合剂之后，他用右手拿着探头，在丽丽的腹部，特别是出现疼痛的部位反复探查，多次调整角

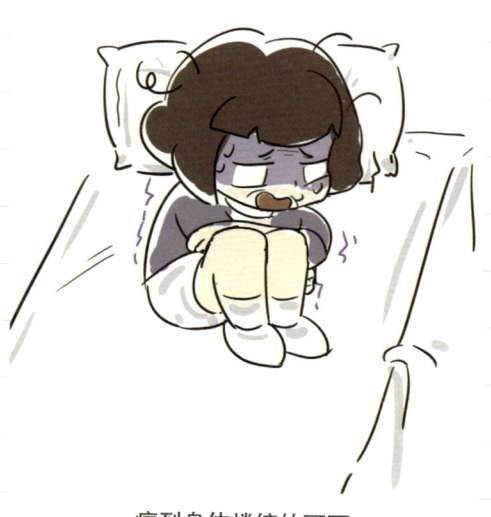

痛到身体蜷缩的丽丽

152

度，同时，左手轻轻在控制板上按着按键，调整参数，让显示屏上的图像变得更加清晰。渐渐地，显示屏上出现了几个异常的明亮的团块，"原来是肾结石，难怪痛成这样子。"吴医生边看边说。丽丽的心脏不由得加速跳动，她面色苍白，眼睛紧紧盯着那些白色的小结节，心中充满了担忧。

吴医生在屏幕旁详细地向丽丽解释着为什么肾结石会引起这些症状，该如何及时发现肾结石并预防肾结石复发等。他的话语中透出的专业与耐心，让丽丽感到了一丝安慰。他解释道，超声波不仅能够确认结石的存在，而且能够精确地定位结石的大小和位置。这些信息对于确定最合适的治疗方案至关重要。

随后，在泌尿外科医生的建议下，最终决定采用"超声碎石术"。吴医生向丽丽解释了这种治疗方法的优点，包括损伤小、效率高和费用低。丽丽听后感到一丝希望在心中升起，虽然她还是不太清楚这项技术到底是什么，但她选择相信医生。

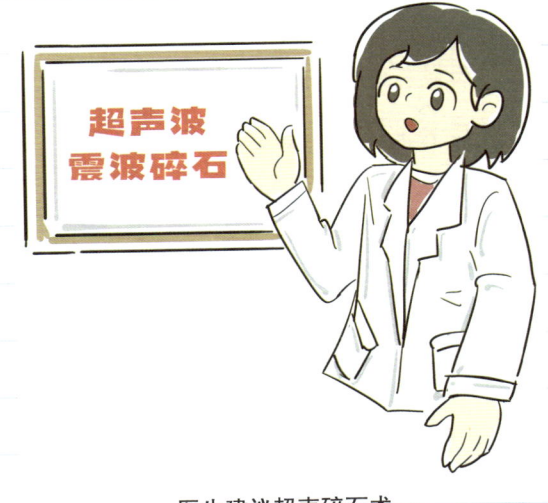

医生建议超声碎石术

治疗当天，丽丽趴在治疗室的床上，心情复杂。医生团队在她周围忙碌地准备着。超声碎石机发出低沉的嗡嗡声，吴医生熟练地操作设备，精准定位结石。随着治疗的进行，丽丽感到了轻微的震动和不适，但这很快就消失了。她闭上眼睛，告诉自己一切都会好起来。

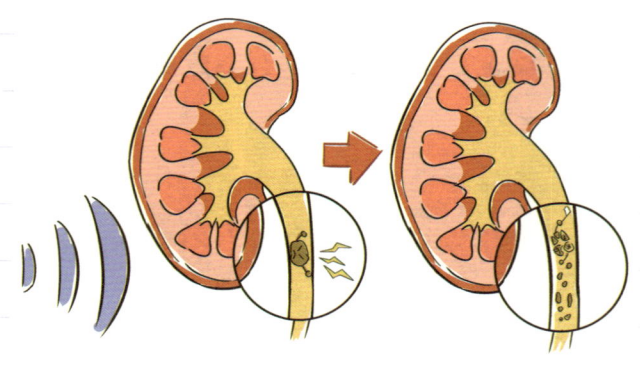

碎石前　　　　碎石后
超声碎石术治疗

两天后，丽丽重返医院进行复查。再次步入超声室时，她的心情明显轻松。再次进行超声检查时，吴医生告诉她结石已经完全清除。丽丽露出感激的笑容。她深深体会到了现代医学技术的力量，超声既能发现肾结石，还能治疗肾结石。

痊愈后的丽丽更加关注饮食和健康，定期去医院体检。她也在朋友圈里积极宣传超声检查的重要性，分享自己的肾结石无创治疗之旅。

生动的故事和真实的人物，不仅科普了医学知识，还展现了人性温暖和科技力量，激发了读者对健康生活的关注和对医学进步的钦佩。

科普小博士

为什么会得肾结石?

肾结石形成的原因比较复杂,有遗传因素,也有生活及环境因素,如不良的饮食习惯、饮用水质不佳、高温的地区气候、不良的生活方式,相关的代谢性疾病和泌尿系统梗阻等都是结石形成的原因。如运动少,喝水少,饮食高糖高盐、大鱼大肉都是肾结石的影响因素。

得了肾结石有哪些不舒服?

患肾结石不一定全部都有不舒服的表现,有部分无症状。但大部分患者会有患侧腰腹部疼痛,常为钝痛,或伴有血尿。当结石造成梗阻时,会出现典型的肾绞痛表现:腰部、上腹部出现突发、阵发性刀割样绞痛,疼痛可沿输尿管放射至同侧腹股沟、大腿内侧;有些还会痛到恶心、呕吐,面色苍白,出冷汗等。

肾结石疼痛如何快速止痛?

对于肾结石引起的疼痛,最为重要的是解痉止痛,后再考虑如何处理结石。就医前可以腰部热敷,不管是热水袋还是吹风机都可以;身边如有止痛药,比如吃一粒布洛芬缓释胶囊或塞来昔布胶囊,到了医院打一针曲马多、杜冷丁或黄体酮等。

肾结石怎么治疗?

肾结石的处理需要进一步检查,明确结石的大小、位置及合并症等情况,是保守治疗、超声碎石或微创手术治疗(输尿管硬/软镜碎石、经皮肾镜碎石等),具体得看个人情况而定。

生活中如何预防肾结石的形成?

针对肾结石形成的因素,调整生活及饮食习惯:可多饮水,稀释尿

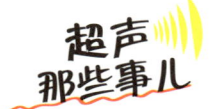

液中结石物质的浓度，减少晶体沉积；适当多运动，促进小结石排出；调节饮食，均衡饮食，限制钠盐、蛋白的过量摄入，增加蔬菜水果摄入。 定期体检，及早及时发现原发病因：有尿路梗阻、尿路异物、尿路感染或长期卧床等，应及时去除这些结石诱因。 在进行了完整的代谢状态检查后可采用以下预防方法：草酸盐结石病人可口服维生素B，以减少草酸盐排出；磷酸盐结石病人宜低磷低钙饮食，口服氯化铵酸化尿液。尿酸盐结石的病人，宜少进含嘌呤丰富的肝、肾及豆类，口服枸橼酸合剂或碳酸氢钠，碱化尿液，以抑制结石形成。

2　穿刺取石

医患相惜：三次胆道结石的缘分

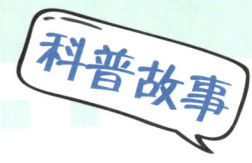

张老坐在他那宽敞而明亮的客厅里，柔和的阳光透过窗帘的缝隙，洒在他满是岁月痕迹的脸上。他那深邃的眼睛闪烁着智慧的光芒，仿佛蕴藏着无数未被讲述的故事。尽管年过八旬，他依然保持着年轻时的习惯：早起，泡一壶绿茶，静静地阅读报纸。然而，他与胆道的斗争从未停止。这场长达三十年的战斗，使他的脸上镌刻了坚韧与从容的印记。

"又是结石…"张老轻声嘟囔，感受到右上腹部的那阵熟悉的疼痛。今年，他决心再次迎战这个"老对手"。他深知，这一次的胜利需要马医生的协助。

在张老的心中，马医生不仅可以发现问题关键所在，还能引导外科医生精准解决问题。

在马医生的诊室里，张老一如既往的谦逊，如同一位渴望知识

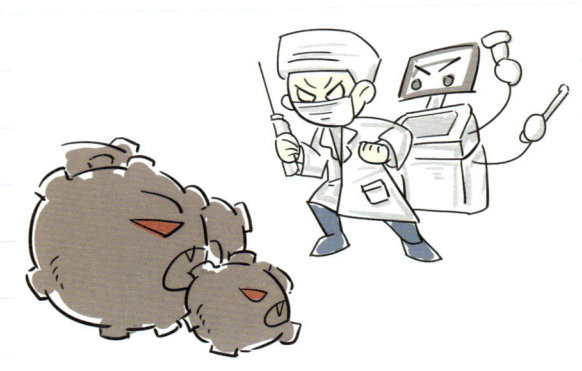

与疾病抗争

的学生，专注地听着马医生关于超声技术的讲解。"超声波就像是我们的眼睛，可以看到身体内部的一切变化。"马医生解释道，他的声音浑厚，让人安心。

张老点点头，他的眼中充满了对这项技术的好奇和敬畏。"我完全信任您，马医生。"他温和地说，声音中透露出对即将到来的手术的信心。

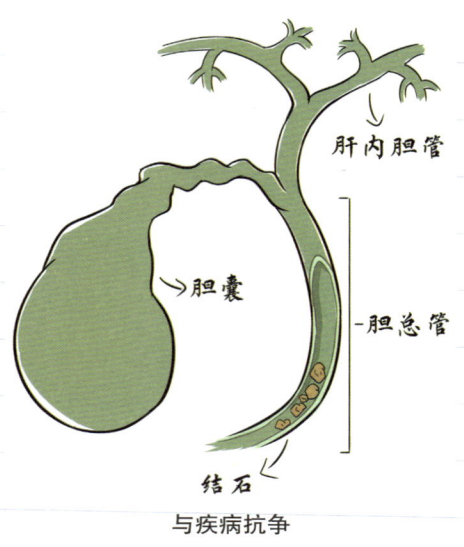

与疾病抗争

手术当天，张老躺在手术床上，他的心跳微微加速，随着麻醉药物的滴入，意识渐渐模糊。手术室内，马医生和肝胆外科团队穿着绿色手术衣，每一个神情都专注，每一个动作都严谨。在心电监护仪规律的"嘀嘀嘀"声中，穿刺开始了。穿刺针如精准制导的导弹，一条亮线直达目标胆管，针芯退出后，金黄色的胆汁从针道里涌出来，马医生专业和沉稳如同黑夜中的明灯，指引着整个手术团队有条不紊地前进。

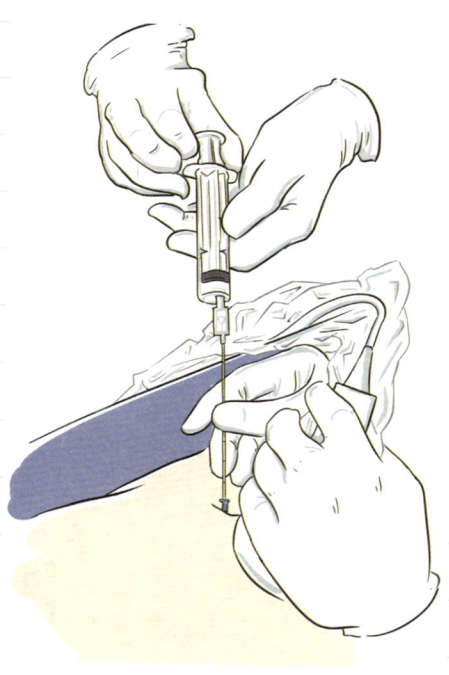

穿刺取石手术

　　手术非常成功。当张老在术后缓缓地睁开眼睛，首先看到的是马医生那宽慰的笑容。"张老，手术很顺利，问题完美解决。"马医生温和地说。这句话犹如一股暖流，舒缓了张老所有的焦虑和疼痛。

　　张老感激地微笑，"谢谢您，马医生。您不仅是我的医生，更像是我的救星。"他语气真诚，眼中满是感激。

　　后来的每隔一段时间，张老都会和马医生联络。但他总是担心自己发的消息会打扰到马医生，耽误他正常工作，因此，他总是特别细心地选择在周六下午给马医生送去自己慰问。这个小小的举动让马医生深受感动，他一直将这份温情珍藏在心底，时常回味。

　　这种关心和体贴不仅体现了张老对马医生的尊重和感激，也传递着人与人之间深厚的友情。每当张老的信息传达到马医生那，他都会感到一股温暖流过心头，明白自己的努力和奉献是值得的。

　　后来，在这样的交流中，张老找到了新的表达方式——他写下了三首诗歌，以此来表达对马医生的敬意和对生命的深刻感悟。

　　马医生在收到这些诗歌后，感到无比的温暖和鼓舞。他在回信中写道："张老，您的勇气和乐观让我更加热爱我的职业。您的诗句，是我职业生涯中最珍贵的礼物。"

　　这些诗歌不仅是张老对生命的颂赞，也是对医学，尤其是超声技术奇迹的赞美。张老用他的诗歌，将这段特殊的医患关系永久地刻印在了双方的心中。

　　随着时间的流逝，张老稳步恢复。他的故事和他的诗歌在医院里流传开来，成为了医护人员和患者间鼓舞人心的传说。马医生也因为这段特殊的经历，更加坚定了自己在医学领域的孜孜追求。

岁月如河流，悄悄流逝。张老的头发渐渐白了，但他的眼中依旧闪烁着智慧的光芒。他常常在阳光下的长椅上回忆起那次手术，以及马医生的细心治疗。他的生命故事，成为这个时代医学发展的美丽注脚。

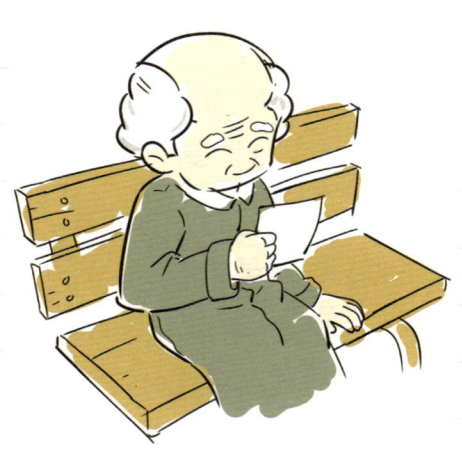

看着诗歌回忆的张老

在故事的结尾，我们看到张老坐在他花园中的长椅上，手里握着那两首诗。阳光洒在他的脸上，他望着天空，心中充满了对生命的感激和对未来的期待。

这个故事是关于张老和马医生之间医患情谊的赞歌，也是对医学科技的颂扬。它不仅展现了超声技术的重要性，更深刻地描绘了人性、关怀和感恩的力量。这不仅是一部关于医学进步的故事，更是一部关于人性光辉的颂歌。在这个故事中，我们看到了科技的力量，更看到了人与人之间深厚的情感联系和相互支持的重要性。于此，我们得以窥见生命的真谛和医学的奇迹，感受到生命的宝贵和医者仁心的伟大。

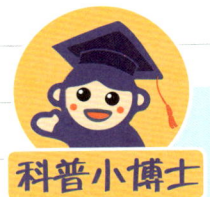

科普小博士

● **胆结石怎么快速止痛?**

热敷、保持静卧、避免高脂肪餐食、多喝水稀释胆汁,在疼痛难以忍受时,可以在医生指导下使用非处方止痛药,如对乙酰氨基酚(扑热息痛)。需要注意的是,这些措施只能暂时缓解疼痛,不能根治胆结石。如果疼痛持续或加剧,应立即就医。

● **胆结石多大必须手术?**

一般认为结石大于2 cm时必须手术。

● **胆结石的饮食指导?**

低脂肪、高纤维(全谷物、豆类、蔬菜、水果)、适量摄入钙、限制草酸盐(菠菜、甜菜、坚果)、适量饮水。

● **肝内胆管结石怎么治?**

一般认为没有症状无需治疗,定期随访即可。症状反复出现时建议手术治疗,包括超声引导下硬质胆道镜取石、胆管切开取石、胆肠吻合术、肝切除术等。

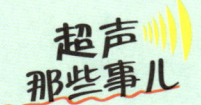

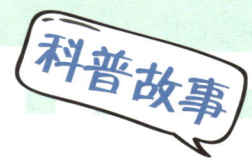

3 穿刺引流

心脏的超声交响曲：江先生的救赎之旅

65岁的江先生在与肺肿瘤斗争了六年后，迎来了一次新的挑战。平时病情稳定的江先生，突感乏力、胸闷、血压下降、紧急住进了医院。

到医院后，江先生甚至无法平卧，半卧在病床上的他，一脸的疑惑。"医生，怎么回事，不会肿瘤复发了吧？"医生仔细询问着江先生的症状，听诊他的心音。

"江先生，我们要深入探测下你的心脏，看看到底发生了什么。"医生像是一个勇敢的向导，带领江先生进入了冠状动脉的奇妙之地。而超声，则如同一支神奇的"魔法棒"，随时揭示着心脏的秘密。

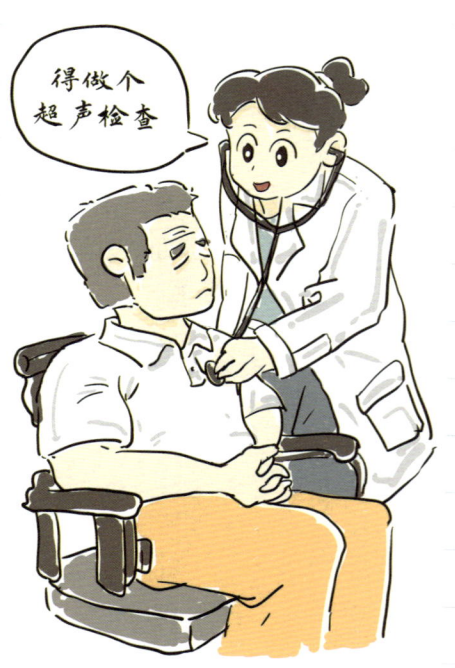

听诊心音

"哎呀，心包里多了很多液体，压迫了您的心脏，阻碍了它正常的舒张与跳动。"医生看着屏幕上的图像，"别担心，我们在超声引导下放一条细细的引流

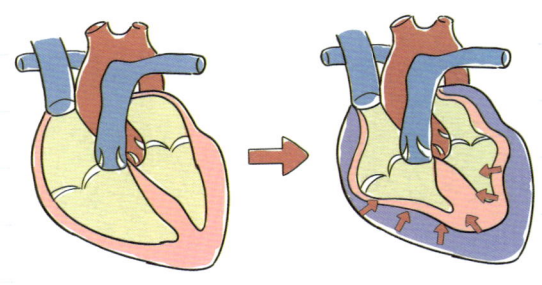

心包积液

管，可以大大缓解您的症状。"超声技术就像是医生的眼睛，轻松而准确地帮助医生找到问题的所在。

手术过程中，江先生仿佛听到了自己心脏的独白："医生，我一直在默默地为江先生跳动，但这次差点出了点小状况。"

医生笑了笑，"别担心，我们会让你重新奏响美妙的旋律的。"

"江先生，手术后还有一场小风暴，我们得提前做好准备。"床旁的超声探头开始在屏幕上预示着另一场挑战的到来：急性心脏压塞。

医生在超声的引导下，犹如一名探险者，准备解开心包的谜底，拯救江先生。

穿刺术开始，超声像是一位指挥家，指引医生的手如同挥动魔法棒一般，解开了急性心脏压塞的困扰。

江先生感慨地说："超

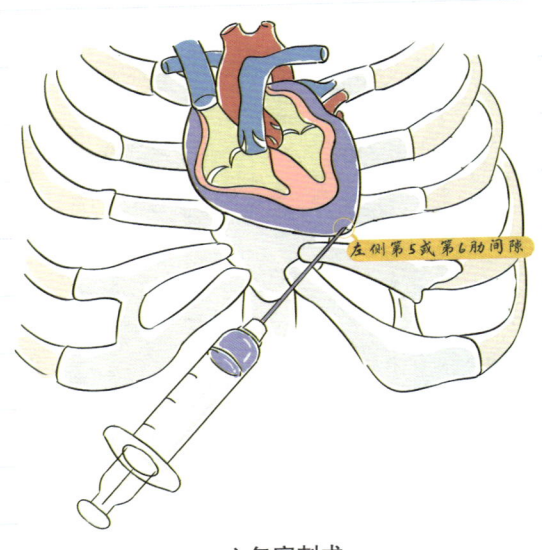

左侧第5或第6肋间隙

心包穿刺术

声，你是我的救星。这是一场奇幻之心的冒险，让我重新感受到生命的珍贵。"超声，在这个奇妙的救赎之旅中，如同一个无形的英雄，引领江先生穿越生死的迷雾，成就了一场心脏的奇迹。这是一场超声引导下的救赎之旅，一次心脏的奇幻冒险，也是超声科普的一次生动展示。

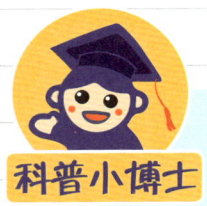

科普小博士

● **心脏压塞的常见原因**

心脏压塞也称心包填塞。是指心包腔内液体增长速度过快或积液量过大时，压迫心脏而限制心室舒张及血液充盈的现象。典型的症状为呼吸困难，其他症状包括头晕、头胀。相反在突发填塞时，患者病情迅速恶化而无主诉症状，会出现血压急剧下降，甚至发生猝死。

● **心脏压塞的表现**

呼吸困难既是心包积液时的突出症状，也是心脏填塞的早期症状，这与肺循环淤血相关。可以表现为端坐呼吸、浅慢呼吸、面色发绀等。

● **贝克氏（Beck）三联征**

① 血压下降，主要是由于大量心包积液导致心脏回流血量减少所致；

② 心音遥远，心脏外大量心包积液使得听诊时心音遥远而低钝；

③ 颈静脉怒张，心包积液造成静脉回流受阻使中心静脉压力升高，颈静脉的血液回流困难而发生压力性扩张。

有学者指出，所有出现低血压、颈静脉怒张和心音遥远的休克患者（Beck三联征）以及吸气时动脉压下降（＞10 mmHg）、心率增快时都要考虑到心脏压塞的可能。

● **超声在心脏压塞诊断及治疗中的意义是什么？**

超声心动图可提示心包积液，床旁超声心动图检查是诊断心脏压塞最有效、最敏感的方法。心脏压塞时的特征为舒张早期右心室游离壁塌陷及舒张末期右心房塌陷；吸气时右心室内径增大，左心室内径减小，室间隔左移。超声还可用于引导心包置管穿刺引流。

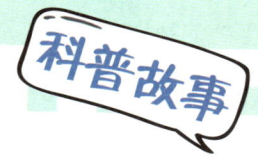

急性胰腺炎，肚子里有水怎么办？

中年男性小吴此刻躺在医院的病床上，身体紧张地蜷缩着，他的脸色苍白，额头上渗出细密的汗珠。一天前，他曾大量饮酒，狂吃暴食。一天后，他突然感到上腹部传来剧烈的疼痛，如同千把刀子在他的胃中刺痛，然后向背部无情地放射开来。他试图承受这股剧痛，但终究无法忍受，不得不呕吐出胃里的内容物，呕吐夹杂着胃酸的刺激，使他的痛苦更加难以忍受。

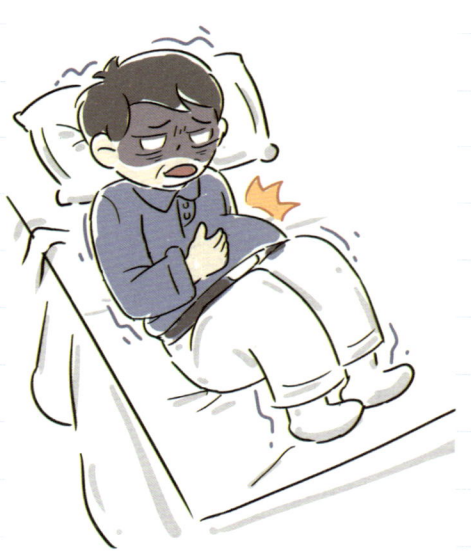

忍受急性胰腺炎痛苦的小吴

医院的走廊上，医护人员匆忙穿梭，急诊室的门前散发着令人不安的医院气味。小吴躺在病床上，强迫自己保持特定的体位，试图减轻腹部的疼痛。他的眼神充满了绝望，此刻，他感到了生命的脆弱、命运的无情。

在医院的急诊室，医生迅速采取了必要的措施，对他进行了急诊的辅助检查。上腹部CT显示出急性胰腺炎的迹象，这是一种病情严重的炎症性疾病。医生迅速明确了诊断，但小吴的病情已经进展得相当严重。

小吴的病情迅速恶化，出现了肝肾功能障碍和呼吸衰竭等严重并发症。他被转入重症医学科，医生们对他的情况进行了仔细的评估。床旁超声和CT检查揭示了问题的严重性，腹腔内大量渗出液需要立即处理，否则将会对患者的生命造成威胁。

医生们面临了一个巨大的难题：小吴重度肥胖，肚子肥大而笨重，超声提示渗出液的位置深，临近器官，穿刺引流难度系数巨大。在这个关键时刻，超声科和重症医学科的医生团队汇聚在一起，详细讨论并推演了每一个可能的情况，准备充分地迎接挑战。

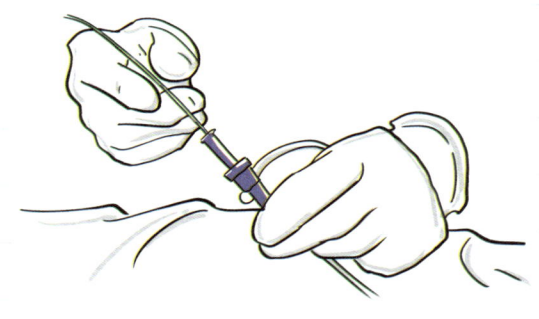

置管引流术

最终，经过详细的讨论和充分准备，超声科的罗医生和小吴的管床医师决定为小吴进行超声引导下的置管引流术。在小吴病床旁，他们戴上手套，准备好了所有必要的工具。

小吴躺在病床上，紧张地注视着医生们。罗医生拿起超声探头，将其轻轻放置在小吴腹部，超声屏幕上立刻显示出腹腔内的情况。这个技术让他们可以清晰地看到渗出液的位置和深度，以及邻近器官情况。

医生们的手法熟练而精准，他们小心翼翼地进行穿刺，确保不会损伤到重要的结构。随着穿刺引流的进行，大量的暗红色液体被引流了出来，这让小吴的腹部逐渐松弛，疼痛和腹胀等症状也得到了明显的改善。

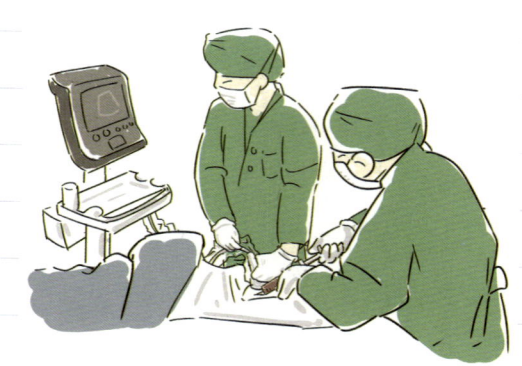

穿刺引流

手术结束后，小吴感到一种莫名的轻松。他的呼吸变得平稳，脸上也有了一丝笑容。医生们的精湛技术和团队合作，让他度过了生命中的一次巨大考验。他明白，虽然病魔曾经威胁着他的生命，但医学的力量和超声引导下的治疗方法为他带来了新生的希望。

小吴得到了全面的治疗和术后监护。血液净化、血流动力学监测、呼吸支持等综合治疗措施让他的病情逐渐好转。他的身体逐渐恢复了正常，病房里的监护设备也逐渐减少，生命的曙光照亮了他的前方。

在这个故事中，我们看到了医学团队的卓越技术和超声引导下的治疗方法为患者带来了新的生机。小吴的经历告诉我们，无论面临多么困难的疾病，希望总是存在的，只要有医学的力量和医护人员的关怀，生命就有可能重获新生。这个故事也强调了团队合作的重要性，只有整个医疗团队共同努力，治疗才能取得如此令人振奋的成功。

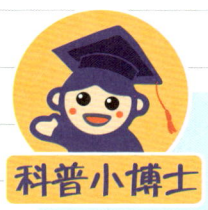
科普小博士

- **超声引流在急性胰腺炎治疗中的作用是什么？**

  急性胰腺炎可能会形成胰腺假性囊肿或胰周液体积聚。这些液体可以导致患者的感染和炎症进一步恶化。在超声引导下引流可以帮助将这些液体抽出来，减轻症状，防止感染扩散。

- **如何用超声治疗急性胰腺炎？**

  超声主要是对症治疗，通过精准治疗症状来缓解病情进展。包括用"超声引导下穿刺抽吸"治疗积液，缓解腹胀，避免炎症扩散。

- **急性胰腺炎能用超声诊断吗？**

  可以，超声在急性胰腺炎的诊断中不仅具备较高诊断准确率，同时不会对患者造成损伤。但由于超声诊断受到腹壁脂肪、胃肠道气体和体位等因素的影响，可能需要进一步结合其他影像学检查（如CT扫描）来更好评估胰腺情况。

- **急性胰腺炎做超声、CT、磁共振的区别？**

  超声适合作为初步筛查，无辐射；CT能清晰显示胰腺结构和周围组织，对胰腺坏死敏感，但有一定辐射；磁共振无辐射，适合所有年龄段，特别是儿童和孕妇，能提供高质量图像，但运动有伪影。患者应根据病情需要选择合适的检查方法。

- **急性胰腺炎哪些可以用超声引流治疗？**

  胰腺炎合并脓肿、囊肿或坏死灶较大，且在有明显感染症状或器官功能损害的情况下可以用超声引流治疗。

超声之音：小龙的膝盖奇迹

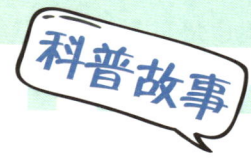

　　小龙是一名国家级运动员，他对运动的热爱如同一团火焰，希望每一天都将热情献给训练场上。然而，运动的残酷总是在最不经意的瞬间露出真面目。

　　那一天，阳光洒在比赛场上，小龙像一阵风一样穿越终点线，但转瞬间，一场意外发生了。他摔倒在地，膝盖传来的痛楚让他的脸上流露出难以掩饰的痛苦。教练连忙走过来，焦急地询问："小龙，你没事吧？"他强笑一声："没事，应该只是扭到了。"然而，他的表情却透露出一种难以言喻的痛楚。

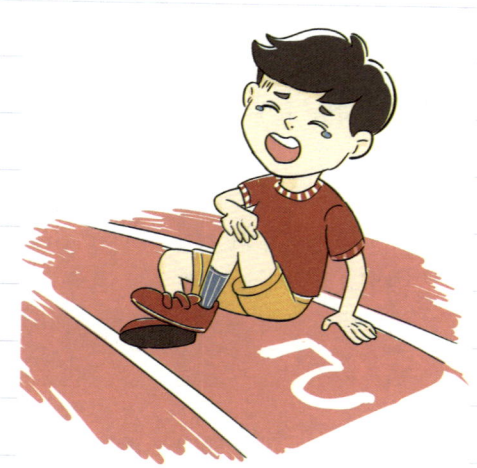

膝盖疼痛的小龙

　　接下来的几天，小龙的膝盖肿胀得越来越厉害，每一步都像是在膝关节内扎了一针。他被送进医院，接受了一系列的检查，最终医生断定他为毛细血管损伤导致的膝关节腔积液，需要紧急处理。

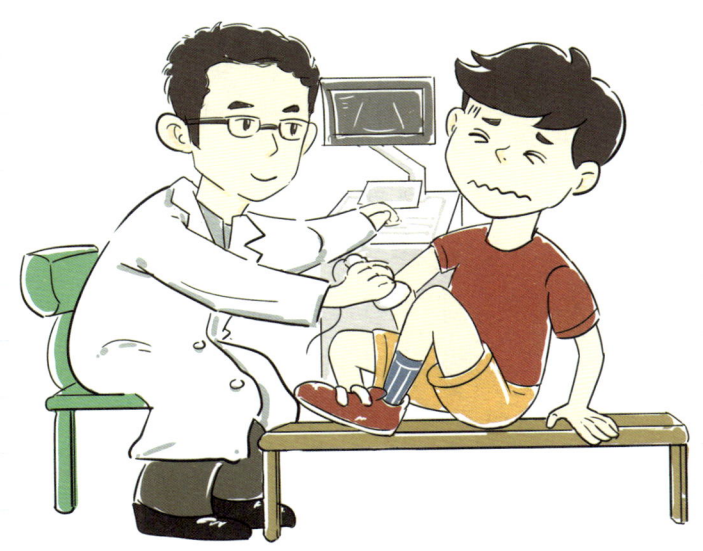

膝关节超声检查

　　超声医生向他介绍了一项先进的技术——超声引导关节抽液。小龙虽然对这个过程有些担忧，但内心充满了对康复的渴望。在手术室里，超声医生操控着一台高科技设备，细心地扫描着小龙的膝关节。超声医生温和地问道："小龙，你感觉疼吗？"他微微点头："嗯，有点。"超声医生笑了笑："别担心，很快就会好的。我们需要清晰地看到积液的位置，然后进行精准抽取。"

　　小龙握着床单，感受着超声设备在膝盖上绘制出一幅微妙而复杂的图景。屏幕上显示着小龙膝盖内部的清晰图像，超声医生指着屏幕上的液体："你看，这就是积液的地方，我们需要在这里进行抽取。"小龙好奇地凝视着屏幕，看到自己膝盖里的一片模糊的阴影。他有些吃惊："这点东西就让我如此疼痛吗？"超声医生耐心解释："积液对关节的压迫会引起疼痛和肿胀。我们抽取掉它，你就能感受到疼痛明显减轻。"

手术开始，超声医生在超声设备引导下，将穿刺针准确插入关节腔内。穿刺针的尖端像一支精密的画笔，在超声的指引下穿越肌肉和组织，直至到达积液的深处。医生的手轻而稳，如同一位音乐家在演奏一曲动人的交响乐。液体被缓缓抽出，小龙感觉膝盖的压力减轻，疼痛似乎随之而去。整个过程在超声的细致呵护下进行，如同一场艺术表演。

手术结束后，超声医生鼓励道："小龙，手术很成功，你需要休息一段时间，然后进行康复训练。相信不久后，你就能回到赛场上了。"小龙露出了笑容，心中由衷涌起一股莫名的感激。他对医生说："谢谢，我会好好配合康复的。"

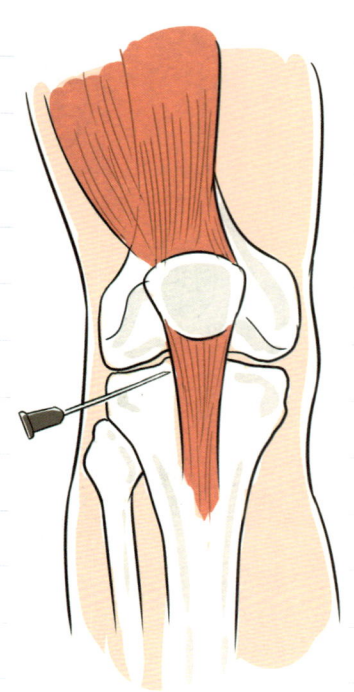

超声引导下膝关节腔积液抽吸术

小龙的康复之路并不平坦，仿佛是一场漫长的马拉松。他在超声的引导下，逐渐克服了病痛，如同一名勇敢的船长驾驭着船只穿越汹涌的波浪。康复的每一步都像是一首激扬的乐章，在超声之音中奏响。他重新踏上赛场，不仅身体恢复了，更多了一份对生命的感激。超声，成为了他康复故事中不可或缺的一部分。这就是超声之音，既是疼痛的诊断，更是康复的旋律。

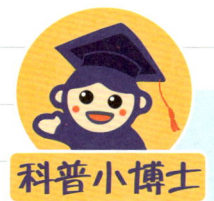

科普小博士

● **关节肿胀都是积液引起来的吗?**

并不是。关节肿胀并非都是由积液引起的，它也可能是由于关节炎、关节损伤、感染或其他病理原因引起的。

● **超声引导关节抽液能解决什么问题?**

超声引导关节抽液可以解决关节积液的问题，即通过抽取关节内积聚的液体，减轻关节肿胀和疼痛，同时可以获取抽取的液体进行检查，以确定病因和诊断疾病。

● **超声引导关节抽液的优势**

包括提高了抽液的准确性和安全性，能够精确定位积液部位并避免损伤周围结构，同时还能够实时监测抽取过程，确保彻底抽取积液。

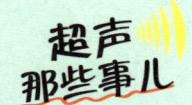
4　穿刺注药

一针巧治肾囊肿：超声引导下抽液硬化治疗

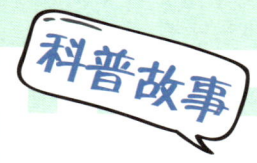
科普故事

在医疗界，每一天都充满了挑战。医院大门总是敞开着，迎接那些需要帮助的人。周医生是一名年轻而充满活力的肾脏专家，她深爱着自己的职业，每一次诊断都是她的一次挑战，也是一次寻找答案的旅程。

有一天，周医生接到了这样一个病例。患者名叫刘力，他来到医院时，愁容满面。刘力向周医生诉说了他的问题，他一直感到腹部不适，特别是两边的腰部，还有点痛。周医生闻言，给刘力开了一个超声检查。在超声室里，刘力躺在检查床上，面对着屏幕上逐渐显现的肾脏影像。超声科蒋医生的手法非常娴熟，她通过超声成像仔细观察着肾脏的情况。很快，周医生发现了刘力肾脏中的一个巨大囊肿。这个囊

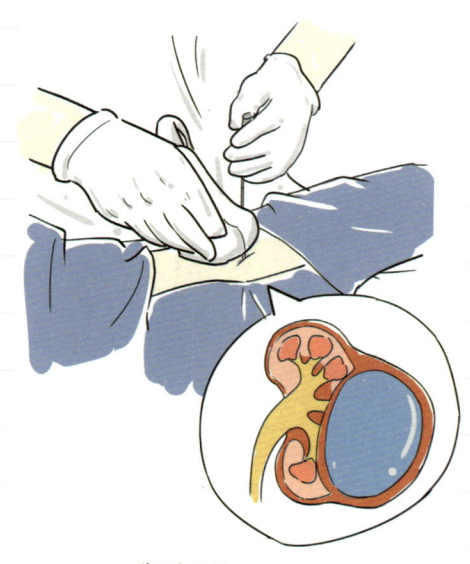
肾脏中的巨大囊肿

肿已经超过10 cm，压迫了周围的组织，导致了他出现现在的症状。

刘力86岁的高龄，加上基础疾病较多，并不适合手术治疗，因此周医生安慰他，介绍了一种新型治疗方法——超声引导下抽液硬化治疗。

她告诉刘力家属，这种治疗方法可以通过抽液后注入聚桂醇来引发囊肿内壁的硬化和缩小，从而改善症状。这是一种非侵入性的治疗方式，避免了手术的风险。刘力家属表示充分信任医生。

治疗当天，刘力躺在手术台上，在超声的引导下，他们准确地定位了囊肿，置管后抽净液体，然后开始注入无水乙醇冲洗囊腔，在充分冲洗后，再注入聚桂醇进行硬化治疗。刘力感到轻微的不适，但他坚定地闭上了眼睛，默默祈祷着。

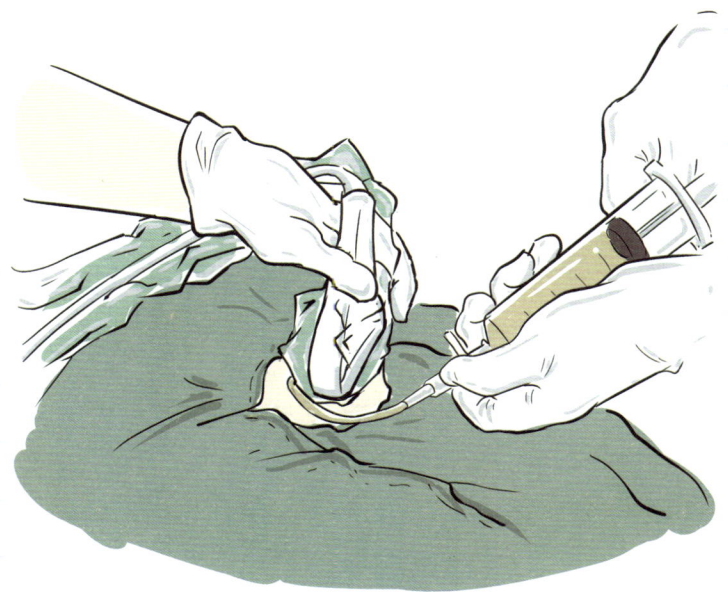

超声引导下抽液硬化治疗

手术进行得非常顺利，周医生的技巧非常熟练。术后，刘力定期进行复查，周医生通过超声检查监测囊肿的变化。令人欣喜的是，几周后，刘力的囊肿开始缩小，疼痛也逐渐减轻。笑容重新回到了刘力的脸上，他再次获得了健康和生活的希望。他决定要分享自己的故事，鼓励其他人不要轻言放弃。

周医生决定与其他医生一起在医院举办一场关于超声引导下抽液硬化治疗的科普讲座。在讲座中，他们详细介绍了这种治疗技术的原理和优势，同时分享了刘力的治疗经历。

这场讲座吸引了众多医生和患者，提高了公众对这种治疗方法的认知，也让更多失去手术机会的患者重新看到了希望。

刘力的故事还展示了医学技术的力量，特别是展示了超声引导下注入聚桂醇治疗在医学领域的重要作用。

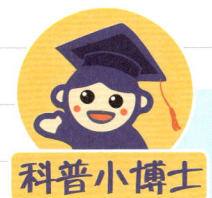
科普小博士

● **硬化剂是什么？**

硬化剂是一种用于治疗囊肿和其他良性肿瘤的药物，它可以通过破坏囊肿或肿瘤的内皮细胞，减少或消除其液体内容。

● **它的作用原理是？**

通常是通过引起局部炎症反应，导致囊肿或肿瘤的内皮细胞损伤，从而阻止液体的进一步积聚。

● **囊肿治疗后复发多囊肾可以硬化治疗吗？**

对于多囊肾，硬化治疗通常不是首选治疗方法，因为多囊肾中的囊肿较大，且可能涉及到肾脏的重要结构。

● **硬化治疗后需要注意什么？**

1. 观察注射部位的反应，如红肿、疼痛等，这些通常是正常的炎症反应。

2. 避免剧烈运动和过度活动，以减少注射部位的损伤。

3. 保持注射部位的清洁，以防感染。

4. 遵循医生的指导，进行必要的复查和随访。

● **囊肿应该选择超声引导还是CT引导呢？**

取决于多种因素，包括囊肿位置、大小、患者具体情况以及医生偏好。超声引导下的治疗具有无辐射的优点，适合于多次治疗和较小的囊肿。而CT引导下的治疗能够提供更详细的图像，适合于复杂的囊肿位置或较大的囊肿。医生会根据具体情况选择最合适的引导方式。

5　穿刺消融

甲状腺结节，一定要开刀手术吗？

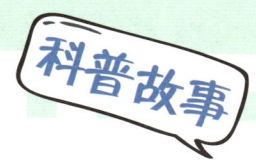

几十年前，刘大爷发现自己左侧脖子上长了个2 cm的肿块，经检查为甲状腺囊肿，当地医院建议刘大爷定期复查，但刘大爷没有太在意，隔几年想起来了才去做个检查。

刘大爷九十大寿　颈部肿物突发增大

院子里，灯笼高挂，欢声笑语。

餐桌上，美味佳肴，热气腾腾。

小孙女双手轻轻一扒，酱色的炖肘子就颤乎乎地烂开了，露出里面红白相间的肉，热气还没完全散开，油汁就四溢横流。刘大爷在一旁看着小孙女，眼里写满了宠溺，等听到自己身上喉头不停耸动的声音，刘大爷才发现自己的口水半天咽不下去，已经要流下来了。

"爷爷，爷爷，您怎么了！"

家人闻言，急忙打电话呼叫救护车。

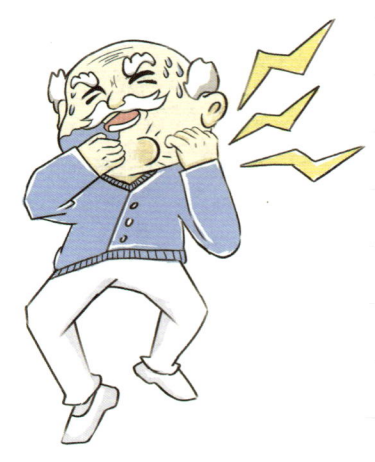

吞咽困难

刘大爷吞咽困难

　　救护车上，刘大爷用布满老茧的手一遍一遍地抚摸着泛黄的老照片，嘴里嘟囔着女儿的名字。是的，女儿工作繁忙，已经好几年没回家了。

　　到了医院急诊室，医生先为刘大爷进行了超声检查。

　　"您这个甲状腺囊肿啊，出现了囊内出血，出血量增多了，无法吸收，也无法排出，囊肿像充了水的气球一样胀大，压迫到食道，影响了吞咽功能。所以才吞不了口水啊。如果出血量进一步增加，可能压迫到气管，引起窒息，危及生命，须立即手术。"

　　"医生，这么严重啊，但是他之前体检还发现了膀胱癌、慢性心衰，传统开放性切除手术麻醉风险会不会太大了啊？"与刘大爷同行的人补充道。

　　"还有这些基础疾病啊，没关系，现在有一种新技术叫做甲状腺穿刺消融，能实现'小切口、大疗效'，我们完善检查、评估风险，看看能不能做这个微创手术。"

　　"嗯嗯，听医生的，这是一个'定时炸弹'，还是要尽快处理，不然我们也不放心啊。"同行的人眉头紧锁，在诊室外来回踱步。

　　幸运的是，经过完善检查、风险评估后，超声科马医生决定采用甲状腺囊肿穿刺抽液＋微波消融手术为刘

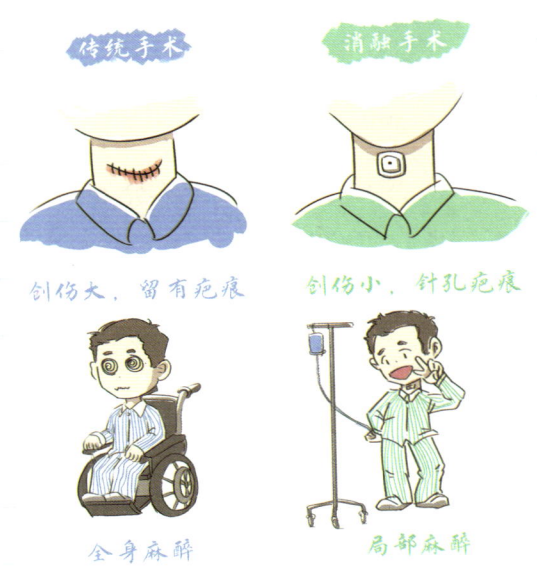

传统手术　　　　消融手术

创伤大，留有疤痕　　创伤小，针孔疤痕

全身麻醉　　　　局部麻醉

手术对比

大爷"拆弹"。

甲状腺穿刺消融 小针孔高效"拆弹"

日间手术室。

"医生，我这个情况做完手术需要吃药吗？我不想吃药。"躺在手术台上的刘大爷声音有些颤抖，额头冒出细密汗珠，将参差额发濡湿，一绺一绺地贴在皮肤上，半掩着两只紧张不安的眼睛。马医生闻言，笑着轻拍他的手说："我们一会要做的甲状腺穿刺消融术，简单来说呢，就是通过牙签一样细的针用高温把结节'烫

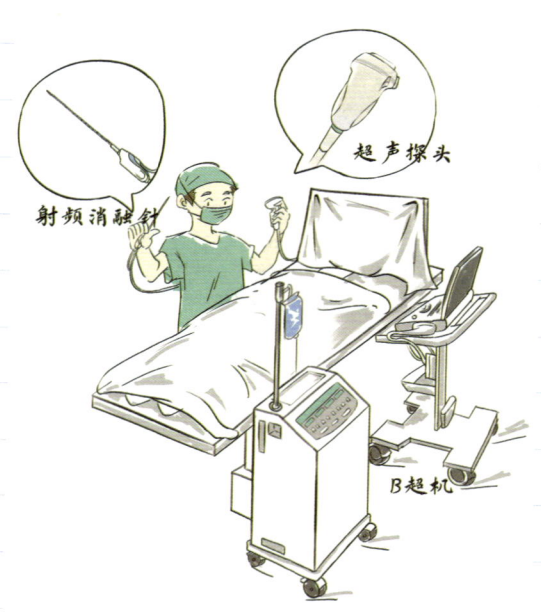

射频消融治疗仪
手术准备

死'，是很精准的治疗，不会对周边正常甲状腺组织造成比较大的损害，所以甲状腺功能一般不会受到太大影响，不需要吃药哦。"

"那真是太好啦，遇到你们，我好幸运啊！"刘大爷松了一口气，接过医生递来的纸巾擦了擦汗后，就闭上眼睛安心地接受治疗了。

"现在给您打麻药，可能有点刺痛，但后面手术过程中就不会痛了。"马医生一边进行局部麻醉，一边安慰刘大爷。

为刘大爷局部充分麻醉后，马医生在超声引导下将注射器经

过皮肤精准穿刺，进入囊腔内，吸出积血，然后再通过消融针产生高温，将结节"烧"至凝固性坏死。

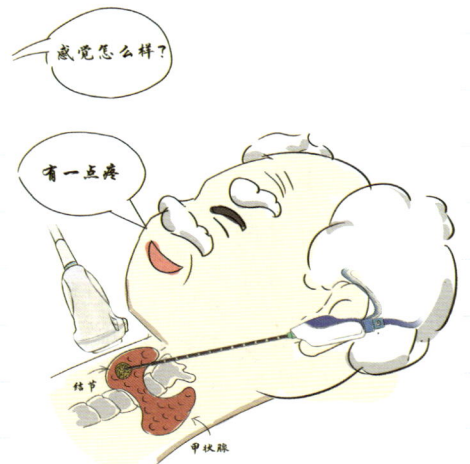

甲状腺穿刺射频消融术

"您觉得太热就跟我们说。"手术中，马医生时刻关注刘大爷的情况。

"现在有点热。"

"好，那我们缓缓再继续。"

……

20 min过去，手术结束。刘大爷的脖子上只留下了一个小针孔的"痕迹"，这让他不由得惊叹手术的高效，也向在场医务人员投去了敬佩的目光。

手术结束当天，刘大爷食道压迫感消失，恢复了正常饮食。第二天，刘大爷回到家中，打开门，满屋子都是炖肘子的肉香味，这回他终于可以咽下口水啦。缓缓坐下后，他赶忙撕下一块肉，在旁边的料碗里猛蘸几个来回，随即提起，连汤带水塞进嘴里。

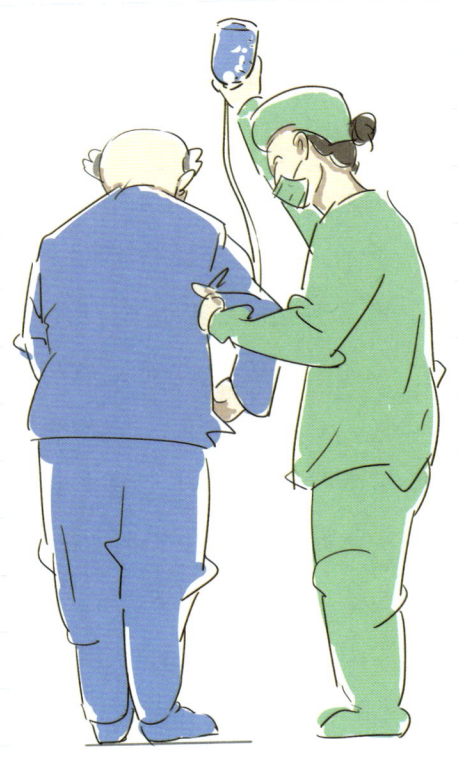

手术结束 轻松走出手术室

父女俩相继接力，热消融共克甲肿

"爸，最近身体怎么样？"刘大爷的女儿打来电话。

听到女儿声音，刘大爷瞬间乐开了花，开心得像个老小孩，但却报喜不报忧："囡囡啊，没事，最近一切都挺好的！"

但刘大爷的女儿还是不放心，抽空回了趟家。

回到家，看到刘大爷脖子上的纱布，连忙追问情况，在知道无大碍之后，眉头才又舒展开。

一年后，刘大爷的女儿体检时意外发现了甲状腺囊肿，当地医生建议定期复查，如果结节肿大到一定范围，则行甲状腺次全切除手术。然而刘大爷的女儿经过上网搜索资料，发现甲状腺血管、神经丰富，传统开刀手术的风险让她望而却步，但日益增大的结节始终让她忧心忡忡。突然，她想起了去年父亲进行的甲状腺消融治疗，疗效显著，而且是微创治疗，损伤小，恢复快，对于高龄且基础疾病众多的父亲尚且十分受用，后期也不用药物治疗。想到这，刘大爷的女儿眼里又恢复了光亮，重新找到了希望，在刘大爷推荐下，她立即预约了马医生门诊号。

彩超检查发现，刘大爷的女儿的甲状腺囊肿内有积液，无法自行吸收，也无法排出，导致囊肿不断增大。马医生凭借丰富经验，判断结节性质为良性，经充分完善检查和风险评估后，马医生团队为刘大爷的女儿制订了个性化手术方案。

术日，在超声引导下，马医生行甲状腺结节抽液硬化＋微波消融手术，使用注射器经皮精准穿刺进入囊腔内，抽吸积液后，使用射频消融针穿入结节内，通过针尖产生热量，利用高温加热作用将结节烧至凝固性坏死，彻底灭活病灶。

手术用时20 min，也只留下针孔大小的术口（不足1 mm），快捷又美观，而且最大限度减少正常甲状腺组织、神经和血管的损伤。

刘大爷的女儿术后回到病房，使用冰袋冰敷两小时就可以自由活动了。下午便可以进行超声复诊，确定结节被有效灭活后，刘大爷的女儿随即办理了出院。高效便捷的日间手术治疗让刘大爷的女儿十分满意。

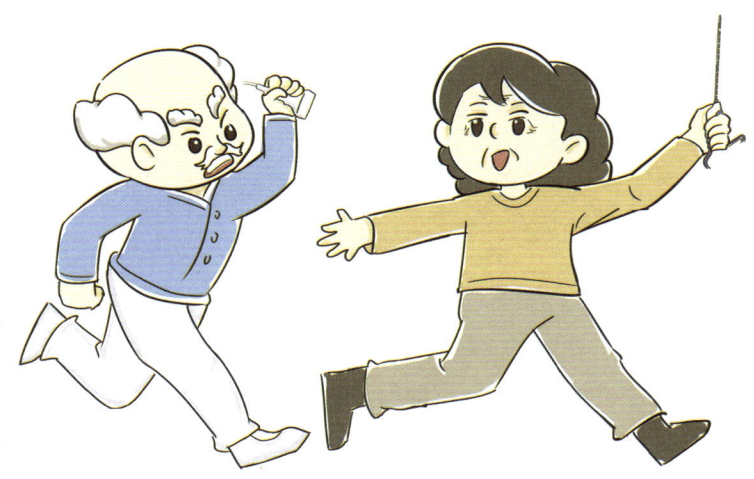

父女俩相继接力，热消融共克甲肿

出院后刘大爷的女儿收到电话随访，直言自己十分幸运，通过父亲机缘巧合轻松解决了大麻烦，同时也希望多多推广，让更多的人了解这项技术，让罹患甲状腺肿物患者尽量少走弯路。

科普小博士

● **引起甲状腺结节的原因有哪些？**

家族遗传因素、不良生活习惯、不良爱好、作息不规律、情绪波动大、生活压力大等。

● **超声检查在甲状腺结节诊断中的优势？**

快速便捷、费用亲民、安全无辐射、分辨率高、具有客观的评分系统。

● **体检时发现甲状腺结节，该怎么办？**

不要慌张，当发现结节时，不要想着一定是癌，便急着手术切除。而是先研究一下报告单，不同分级的结节处理方法有所不同，有的结节无需"开刀"就可治疗。

● **TI-RADS是什么？评分越高，代表什么？**

它是目前公认的科学评分系统，评分指标主要包括结构、回声、形态、边缘、局灶性强回声。根据评分分为1~5类，级别越高恶性风险越大，但不代表恶性程度越高。

● **哪些结节需要做细针穿刺活检？**

>1 cm的五类结节；>1.5 cm的四类结节；>2.5 cm的三类结节。

● **实性为主的甲状腺结节首选什么治疗方法？优势是什么？**

超声引导下的热消融治疗，包括射频消融和微波消融。具有创伤小、恢复快、日间手术即可完成、术后无需长期服药等优势。

超声引导微波消融：转移性肝癌的希望

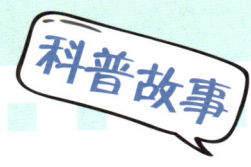

　　小杨站在医院的走廊里，深呼吸着消毒水的味道。走廊的灯光昏暗，传递着一种庄重的氛围。他的目光逐渐从病历上滑落，那个冷酷的诊断仍然在他的脑海中回响着——转移性肝癌。这个可怕的词语如同一把尖锐的刀，刺痛着他的心。

　　医生之前的解释让他明白，这个癌症的位置使得传统手术变得风险重重，甚至不适合手术治疗。他曾对着窗外的景色黯然神伤，命运的无情让他感到无助，而他从未想过，自己的人生会以这种方式被改写。

　　在陷入绝望之际，一束光突然照进了他的生活。医生告诉他有一种叫做"超声引导下微波消融术"的新治疗方法，有望对他的肿瘤进行有效的治疗。尽管心存疑虑，但小杨知道，这或许是他生命中最后一次机会。

　　小杨躺在超声介入室里，感受到室内温度宜人。超声机的屏幕上，他的肝脏清晰可见，像是一片等待探索的领域。医生手持超声探头，细致地观察着每一寸组织。这就是超声技术，让原本隐匿在身体内部的病变变得触手可及。而正是这份清晰，带给了小杨一丝希望。

医生的声音充满了自信："这种微波消融技术能够直接作用于肿瘤，不需要切开肌肉，恢复期更短，而且减少了手术风险。这是提高您治疗效果和生存率的最佳选择。"

小杨的心情逐渐明朗起来，尽管手术前的紧张仍然存在，但他开始对新的治疗方式满怀期待。

手术前，医生在手术室里看着紧张的小杨。小杨的声音充满了疑虑："医生，这个过程真的会有效吗？我真的不能做传统手术吗？"他的目光充满了不解。

医生耐心地回答："您这个肿瘤的位置太靠近肝门了，传统手术的话容易损伤血管，风险太大了。超声引导下的微波消融术更适合您的情况，它能够直接针对肿瘤进行治疗，而不需要大规模的手术。"

医生的回答让小杨心中的疑虑逐渐消散，他开始理解，医学的进步并非只为追求手术的完美，更是为了给患者带来更好的生活质量。

在超声实时引导下，医生将探针精确放置到了肿瘤部位，然后将微波发射器与探针连接，调整微波发射功率和消融时间。小杨可以感受到微波的作用，他描述着："有点像微波炉里加热食物的感觉，有一点点热热的。"

医生耐心地解释："是的，因

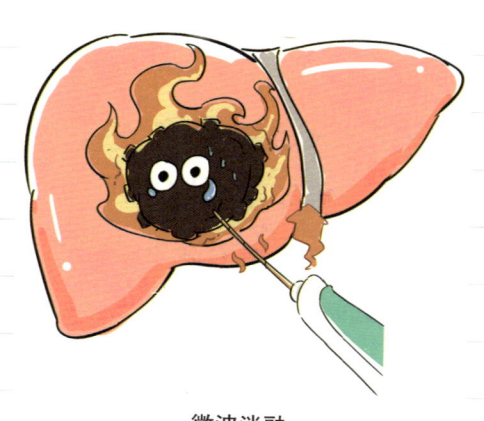

微波消融

为微波消融是借助热效应来发挥作用的，现在在外面坐一下，观察观察，没什么不舒服就可以回去了哈。"

小杨紧紧握住医生的手，眼中满是泪水："谢谢您，谢谢您给了我新生的希望。"

这份新生的希望如同一束明亮的光芒，照亮了小杨的前方。超声引导下微波消融术不仅让他有了与病魔战斗的武器，更让他明白，生命的珍贵远胜过一切。他深知，这份新生来之不易，是医生们的辛勤付出和先进技术，让他有了再次站起来的勇气。

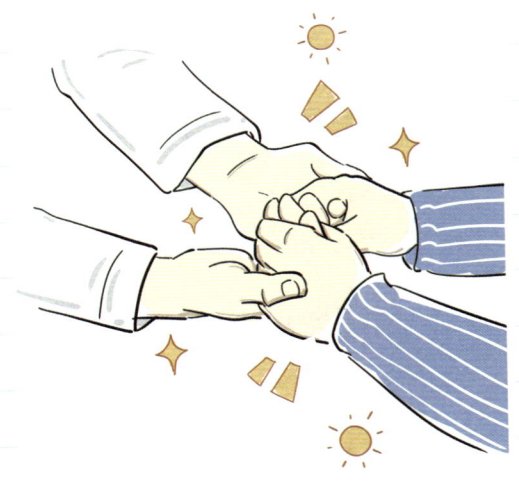

小杨紧紧握住医生的手

在超声引导下，他的肝脏与生命旋律共鸣，奏响了新生乐章。

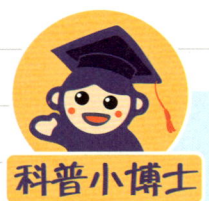

科普小博士

什么是超声消融治疗？

超声消融治疗是一种利用高频超声波能量来精确破坏体内组织的治疗方法，常用于肿瘤和异常组织的消融。

超声消融需要打麻醉吗？疼吗？

超声消融通常需要局部麻醉，所以治疗过程中一般不会觉得疼痛。

做完超声消融有什么需要注意的？

注意休息，避免剧烈运动，按医嘱服药，定期复查，注意饮食和饮水，避免碰撞或剧烈活动。

6 聚焦超声

子宫肌瘤治疗新选择：高强度聚焦超声治疗

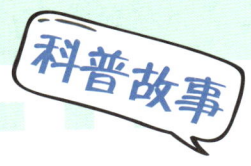
科普故事

在一个宁静的小城，30岁的杨女士享受着平凡而充实的生活。然而，她的生活在某一天突然发生了变化，月经周期的异常让她踏上了一场与高强度超声聚焦治疗的奇妙冒险。

月经的异常信号

杨女士的月经周期原本稳定在28～32天之间，近几个月来，她的月经周期虽然没有变化，出血量却大得惊人，是以前的两倍，偶有血块，而且每次来都要持续十多天。这让她感到困扰，尤其是伴随着经期出现的血块，让她倍感不安。于是，她来到医院进行检查。医生为她进行了经阴道超声检查，结果显示子宫肌层回声不

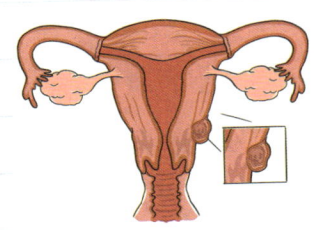
浆膜下肌瘤

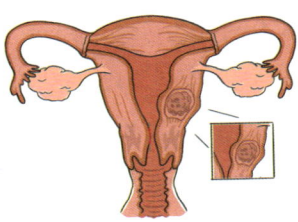
肌壁间肌瘤

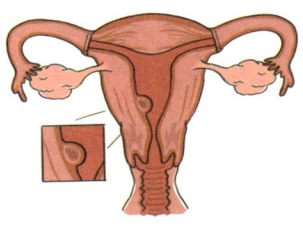
黏膜下肌瘤

均，右侧壁出现一大小约58 mm×44 mm的低回声团，内部回声不均匀。医生初步判断为子宫肌瘤，需要进一步治疗。

子宫肌瘤的阴霾

子宫肌瘤是一种女性生殖系统常见的良性肿瘤，虽然它通常是良性的，但它的存在会给女性的生活带来一系列的不适。医生告诉杨女士，目前常见的治疗方式包括手术切除和药物治疗，然而，杨女士听到手术这个词，表现出了明显的抗拒。"手术太可怕了，有没有其他方法治疗呢？"杨女士着急地问道。

声波奇迹的启示

医生了解到杨女士对手术的担忧后，向她介绍了一种新的治疗方式——高强度超声聚焦治疗。"这种治疗方式具有非侵入性、无创伤的特点，能够在不进行手术的情况下实现对子宫肌瘤的治疗。"这是一种声波奇迹，我们可以通过高强度超声聚焦来精准治疗你的子宫肌瘤，而无需开刀。"医生笑着解释道。杨女士听到这个消息，眼中闪烁着希望的光芒。她决定尝试这种新颖的治疗方式。

高强度超声聚焦的声波治疗

在治疗室里，杨女士躺在舒适的床上，一台高科技的声波仪器开始发出微弱而有力的声波。医生和治疗师耐心地为她解释整个治疗过程。"这些声波就像是一群小精灵，它们会找到肌瘤，精准聚焦，然后释放出治疗的'魔力'。"医生生动地形容着。

奇迹发生，肌瘤缩小

在高强度超声聚焦的治疗下，杨女士逐渐感受到了奇迹的发生。在治疗过程中，她几乎感觉不到任何不适，而声波在她的体内释放出治愈的力量。数次治疗后，子宫肌瘤明显缩小，甚至有的几乎看不到了。"这就是声波的神奇，它们像小精灵一样，默默地为你的身体带来健康。"医生开心地说。

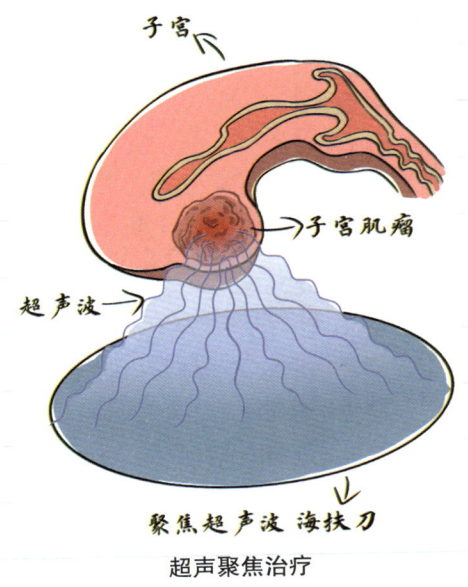

超声聚焦治疗

治疗后的杨女士

经过一段时间的高强度超声聚焦治疗，杨女士的子宫肌瘤得到了显著的改善。她的月经周期逐渐恢复正常，血块也不再出现，她重新找回了生活的轻松和愉悦。

声波奇迹圆满收官。在声波奇迹的治疗下，杨女士战胜了子宫肌瘤，重新拥有了健康的生活。她感激地望着医生和治疗师，心中充满了对声波治疗的敬畏和感激。

"声波真的是一种奇迹，它们改变了我的生活。"她笑着分享了她的声波冒险经历。

通过杨女士的冒险经历，我们将科普知识融入趣味横生、幽默有趣的叙述中，为读者呈现了一场充满希望的声波治疗冒险。

科普小博士

- **子宫肌瘤都需要手术吗?**

不一定。也可以采用超声聚焦方式。

1. 保持定期观察,暂不需手术的情况。

如果体检时偶然发现子宫肌瘤,体积不大(<5 cm),并且平时没有出血疼痛及压迫症状(尿频、尿急、便秘),可以暂时不治疗。

临近绝经期的患者绝经后,肌瘤会萎缩,异常症状也随之消失,无需手术。

2. 需积极治疗的情况。

子宫肌瘤直径>5 cm;黏膜下肌瘤引发异常阴道出血,不论大小均建议手术,优选宫腔镜;子宫浆膜下肌瘤扭转引发急性腹痛;确定子宫肌瘤是不孕或者流产的原因;短时间内肌瘤迅速增大;大肌瘤压迫出现排尿排便困难等不适。

- **超声聚焦治疗需要麻醉吗?**

不需要麻醉。

- **超声聚焦治疗是什么?**

高强度超声聚焦治疗子宫肌瘤的原理主要是将超声在体外分散发射的超波透过腹部,能量聚焦到子宫肌瘤,使子宫肌瘤病灶核心温度达65~95℃,肌瘤蛋白凝固坏死,完全阻断肌瘤的血供,使肌瘤被灭活在体内,而邻近组织脏器几乎不受损伤。

- **超声聚焦治疗后多久能同房?**

一般治疗后无腹痛、出血、发热等不适就可以同房,但有些特殊需要因人而异。

- **超声聚焦治疗后多久可以备孕?**

超声聚焦对怀孕影响较小,一般3~6个月后就可备孕,具体因人而异。

生育之光：超声照亮胎盘植入的迷雾

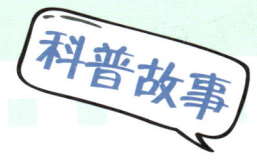

小红的困境

在一个寒冷的冬日早晨，广州市一家医院的超声科室里，医生们正在忙碌地进行各种检查。突然，一位焦急的年轻女子被护士推进了门。她就是小红。

小红妊娠至14周，但由于一些特殊原因，她和丈夫决定终止妊娠。签署了相关知情同意书后，她进行了引产。然而，医生们发现了一个棘手的问题，引产后胎盘未能完全排出，超声诊断结果显示胎盘植入的可能性。

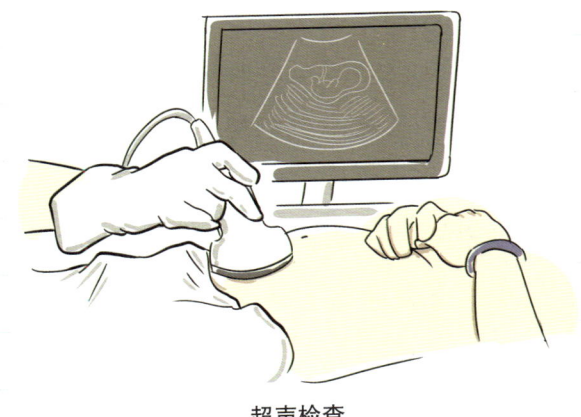

超声检查

"这怎么会这样？"小红的丈夫焦虑地问道。

医生们沉默了一会儿，然后向小红和她的丈夫解释了胎盘植入的情况，以及由此可能带来的风险。

"我们应该怎么办？"小红眼中充满了担忧。

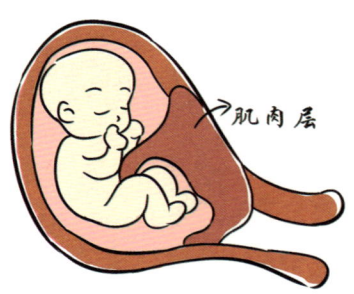

植入性胎盘

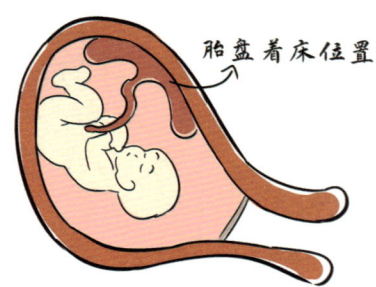

正常胎盘

胎盘植入

寻求希望

　　小红夫妇跑遍了多家医院，希望找到一个解决问题的方法。经过一番努力，他们终于来到了广东省第二人民医院。

　　在这家医院，他们遇到了妇科主任郭主任。郭主任是一位经验丰富的医生，对超声聚焦治疗有着深入的研究。

　　"您好，我是郭医生。"郭主任微笑着迎接他们。

　　小红夫妇向郭主任诉说了他们的困境。

　　郭主任认真地听完后，沉思了片刻。"我明白你们的担忧。但是别担心，我们会尽力帮助你们。"

超声聚焦的奇迹

　　经过详细的检查和讨论，郭主任决定采用超声聚焦治疗来解决小红的问题。

"超声聚焦治疗是一种非侵入性的治疗方法，它利用超声波的能量聚焦到一个小区域内，从而实现精确的治疗效果。"郭主任向小红夫妇解释道。

小红听得一头雾水，但她相信郭主任的专业。于是，她毅然决定接受这种治疗。

治疗过程并不轻松，但小红一直坚持着。郭主任和他的团队也全力以赴，为小红提供支持和鼓励。

经过一个半月的治疗，小红夫妇终于迎来了胎盘排出的好消息，他们欣喜若狂，感激不尽地向郭主任和他的团队表达了谢意。

背后的科学

在小红成功排出胎盘后，郭主任和他的团队向她解释了超声聚焦治疗的原理。

"超声聚焦治疗利用了声波的特性，将声波能量聚焦到一个小区域内，产生高温或高压，从而实现治疗效果。"郭主任解释道。

"这就像是在用一把精密的手术刀，只是它是通过声波来实现的。"她补充道。

小红和她的丈夫听得津津有味，他们开始对超声科技产生了浓厚的兴趣。

故事的结局

小红顺利度过了这次艰难的经历，她和丈夫的感情也因此更加深厚。他们决定把这段经历写成一篇故事，希望能够鼓励其他面临类似困境的人。

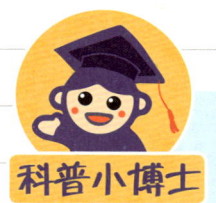
科普小博士

● **什么是胎盘植入？**

胎盘植入是指胎盘组织不同程度地进入子宫肌层的一组疾病。胎盘植入是产科危重并发症之一，当胎盘绒毛侵入子宫肌层后，胎盘就像大树长了根一样，错综分散并深深地扎根在子宫肌壁内，胎盘植入部分不能自行剥离时会损伤子宫肌层，可能会导致患者大出血、休克、子宫穿孔，甚至死亡。

● **胎盘植入的风险是什么？**

可能出现胎儿娩出后胎盘不剥离，或中、晚孕期生产时子宫破裂，引起致命性大出血等。胎盘植入是导致产后出血、围产期紧急子宫切除和孕产妇死亡的重要原因。

● **我为什么会得胎盘植入？**

胎盘植入的主要常见高危因素为前置胎盘、剖宫产史、子宫肌瘤剔除史、子宫穿孔史、胎盘植入史、多次流产史、高龄妊娠等。

● **需要做手术吗？**

不一定。需要根据患者具体情况进行个性化治疗。程度比较轻的可以行期待治疗，比较严重者可能需要终止妊娠。

● **我还能继续妊娠吗？**

具体情况需根据胎盘植入程度而定。

痛经就只是痛经吗?

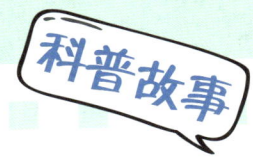

伴随着120救护车"呜呜呜"的鸣笛声,车上载着一位痛经到冷汗淋漓、面色煞白的女白领小文和她的同事小美。

"你同事有过痛经吗?"急诊科的李医生问道。

"以前没看出来,但今天会议回来后就看她快痛晕过去了,所以才打了120。"小美回答。

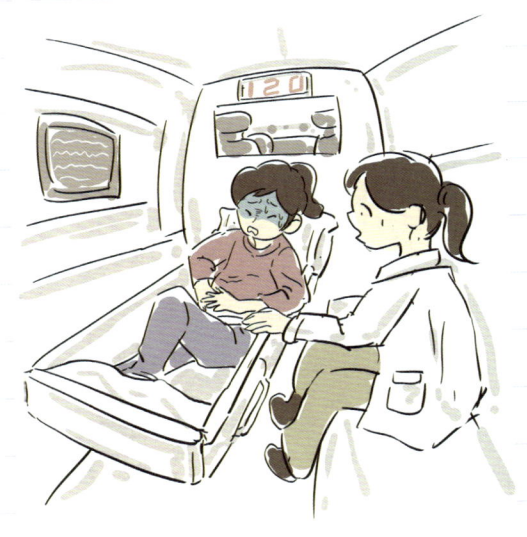

救护车上痛经的小文

"小文,你以前也痛经吗?"

"是的,医生,这次提前了几天,上班没带止痛片,刚刚开会房间很冷,回来后还没来得及打杯热水,就痛得受不了的,被领导看到了,就让我同事陪我到医院。"

"到了医院先去做个超声吧。"救护车上的对话结束了。

急诊室

　　小文拿着报告找到医生，大夫看了一眼，说："用了止痛药，好点儿没？"

　　"是啊，好多了，医生，您看看检查结果。"小文说。

　　"检查提示你患有子宫腺肌病，这也是导致痛经的罪魁祸首，你最近有生孩子的计划吗？"李医生问。

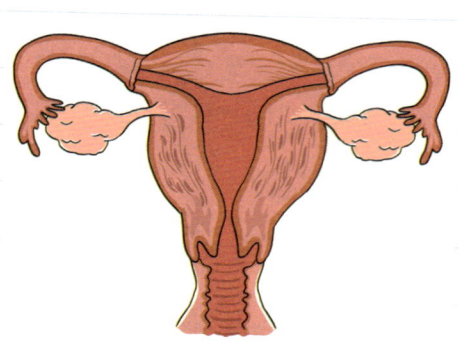

子宫腺肌病

　　"医生，我结婚1年多了，一直都想要孩子，赶上工作忙，一直都没怀上，也没有机会到医院检查，不知和这个病有没有关系。"小文很焦急。

　　李医生说："子宫腺肌病的特点就是越来越严重的痛经，是妇科病，可能影响怀孕，去看妇科吧，但怀孕是两个人的事儿，最好叫上你丈夫一起去看看男科。"

　　小文和丈夫一起到医院做完孕前检查，除了超声和肿瘤标志物有异常外，其他结果都正常。妇科医生建议患者积极治疗子宫腺肌病，介绍了子宫腺肌病灶切除、药物治疗、高强度聚焦超声治疗、子宫动脉栓塞介入治疗，还有经皮穿刺腺肌病热消融治疗，并交代了不同治疗方案的各自利弊和备孕间隔时间。在妇科、介入科、超声科、男科转了一圈的小夫妻，最后选择了创伤最小的高强度聚焦超声治疗。

　　这是一种新型的肿瘤治疗方法，英文缩写为HIFU，所以很多人称它为"海扶刀"，其实这是重庆医科大学的王智彪教授发明的机器名称，是我国原创的三类医疗器械。治疗时，利用超声定位，使用高强度超声波杀灭靶区内的肿瘤细胞而不损伤周围正常组织，是一种无创治疗。

聚焦治疗室

"郭医生，不是说无创治疗吗，怎么又热又有点痛，机器'擦擦擦'响的时候，痛的那一下和痛经特别像。"小文在接受聚焦超声手术时说道，边说还边抬手擦汗。

郭医生拿着纸巾走到小文床边，递给她纸巾的同时，安慰她："超声聚焦是无创治疗的，既没有麻醉，没有长针穿刺，也没有手术刀切割，但它叫做超声聚焦刀，用的是中国功夫'隔山打牛'，所以肚子里面的子宫腺肌病灶正在被我一点点地烫熟，核心温度有70多摄氏度，就像你肚子里面装着一个煮得越来越熟的鸡蛋，自然你会热得冒汗。至于你说的和痛经很像，那是因为每发射一次超声波就如同精准灸一样，里面的肿瘤细胞肯定会有垂死挣扎的，疼痛部位就是和痛经的部位一致，这说明治疗靶区精准。"郭医生笑眯眯地和躺在治疗床上的小文解释完，又回到主操作台的电脑旁。

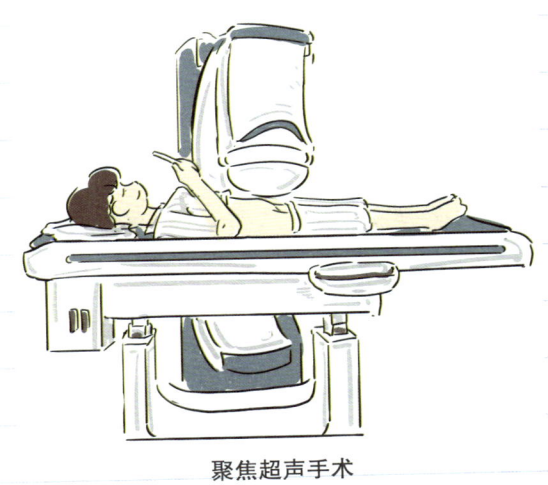

聚焦超声手术

治疗做完了，小文下床上了个厕所，因为从术前开始憋尿到现在，实在是忍不住了。上完厕所，小文如释重负，发现自己还有好多问题，赶紧找到主治医生，看到郭医生坐在治疗主机的电脑前"噼里啪啦"地打字，赶紧询问："医生，我啥时候还要来医院呢，以后会不会复发啊，什么时候可以准备怀孕呢？"

郭医生停下对键盘的敲击，转身看着小文笑眯眯地说："不急，咱们一个个回答。而且我会全部打印在你的病历里面，万一忘了，可以回家再看。你现在还痛吗？我想问问你，如果疼痛评分，满分10分，像骨折一样，0分是一点儿不痛，1～3分是轻微疼痛，4～6分是中度疼痛，7～10分痛的一定要用止痛药，你痛经多少分？"

"8分，每次痛经简直是灾难，因为上次比之前提前了几天，忘记带止痛药了，才紧急打了120"。小文回答得很快。

"刚刚治疗时最痛的时候呢？"郭医生问。

"和痛经差不多。"小文回忆着。

"那现在呢？"郭医生笑眯眯地看着小文。

"哎呀，现在好像一点儿都不痛了，但还是有点感觉，热热的坠坠的，1分吧。"小文有点开心。"那我什么时候可以和老公再一起同房呢？"

"您要是没啥不舒服，今晚都可以，但暂时做好避孕。夫妻生活前确保没有腹痛，没有大小便异常，没有阴道流血，没有白带异常。按照我对你病情的了解，我认为你没有禁欲的必要，你要是担心感染或者出血的话，稳妥些可以等下次月经干净后，再恢复房事。

"其次，根据我对于你病情的评估，你可以准备3个月后备孕，稳妥一些可以6个月。最后，超声聚焦治疗，是对子宫腺肌病的一种保守治疗，病灶不能完全消失，需要每3个月门诊复诊，内容包括你的痛经改善情况，月经有无改变，不论经量还是经期都要关注，建议使用有月经记录的手机软件，如今也有很多免费的，可以充分利用。每次回来要在医院门诊复查肿瘤标志物和妇科超声。当然怀孕对于腺肌病痛经也是一种很好的治疗，祝你'好孕'。"

当日，小文拿着自己的病历资料和费用清单，按照医保结算后，开心地和丈夫坐车回家了。她惊喜地发现，而且折磨自己多年的痛经，居然变得静悄悄，止痛药都用不上了。术后9个月，小文发现自己的月经推迟了10多天，才惊喜地发现自己怀孕了。此后她成了郭医生的病号小粉丝，孕检产后，盆底康复都选择了这家医院，娃和丈夫也时不时陪同出现。

● **痛经和子宫腺肌病有关吗？**

不一定。痛经分为原发性痛经和继发性痛经，原发性痛经的原因是月经来潮时前列腺素分泌增多，作用于子宫平滑肌，造成子宫过度收缩出现疼痛。继发性痛经则是由于疾病所导致，如子宫内膜异位症和子宫腺肌病。一般来说，子宫腺肌病会表现为逐渐加重的进行性痛经。

● **子宫腺肌病和子宫肌瘤表现有啥不一样？**

前者一般伴随明显痛经，且逐年加重；后者痛经一般不明显，但是也有例外。

● **超声聚焦治疗子宫腺肌病会复发吗？**

一般会复发，但具体复发时间因人而异。或许可以结合促性腺激素释放激素激动剂（GnRH-a）和（或）曼月乐环综合管理。

● **超声聚焦治疗痛吗？**

热胀痛，但一般可以忍受。

聚焦超声消融手术是在超声监控下进行消融治疗的，定位准确，只消融子宫肌瘤的病灶，不会损伤肌瘤以外的其他组织，手术过程中一般不会有剧烈疼痛。但由于体内某些组织对超声波特别敏感，可能出现一些并发症，如骶尾骨疼痛、下腹部疼痛、耻骨联合疼痛及皮肤烫感等。

● **超声聚焦治疗影响怀孕吗？**

病灶位置和大小有区别，针对有生育要求的，病灶距离内膜＞1 cm的不影响。

瘢痕妊娠该怎么办?

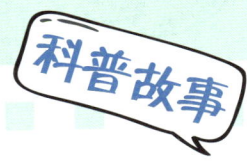

在都市的医疗大楼中，28岁的董女士经历了一场危险而奇妙的旅程。一天，她发现自己的月经停滞了整整66天，这让她开始思考生命中的各种可能性。在医院的超声科，她将踏上一场关于瘢痕妊娠的神秘之旅。

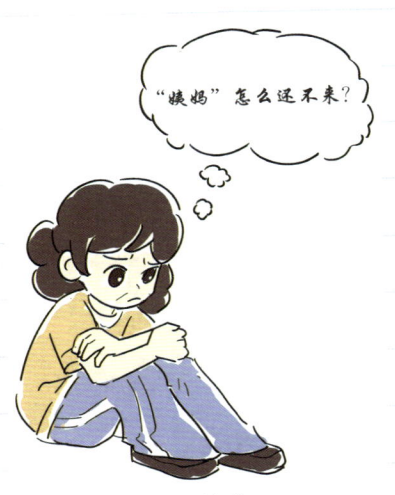

月经停滞

停经的困扰与超声的揭秘

董女士心中充满了疑虑，她决定寻求专业的医疗建议。在医生的指导下，她接受了一次超声检查。超声探头轻轻滑过她的腹部，犹如一位奇妙的导游，开始揭示生命中的秘密。

"看这里，这是你之前剖宫产的伤口，而现在，似乎有了新的讯息。"医生神秘地解释道。

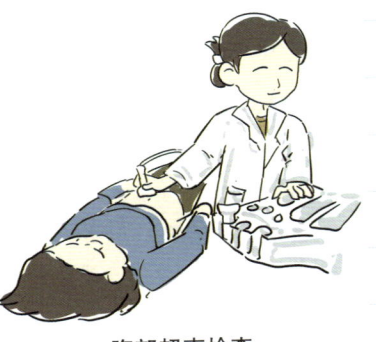

腹部超声检查

203

医生进一步进行分型，通过超声图像明确了瘢痕妊娠的类型，确定为2型。这个不起眼的数字，却揭示了一个医学谜团的重要线索。

"瘢痕妊娠分为不同的类型，这有助于我们更精准地制订治疗方案。"医生说道。

最终，医生向董女士宣布了一个令人意外的诊断结果——瘢痕妊娠。她的子宫瘢痕处竟然孕育着新的生命。"这就是瘢痕妊娠，一种罕见而特殊的情况。"医生透过超声图像告诉她。

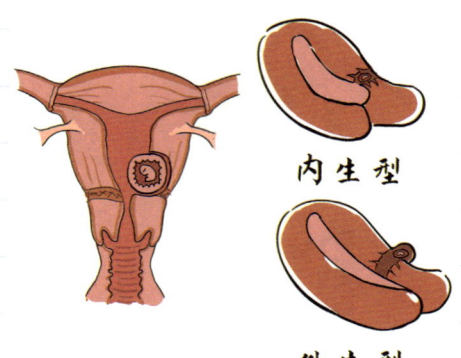

内生型

外生型

瘢痕妊娠不同类型

董女士开始了她的瘢痕妊娠治疗之旅，首先她接受了高强度聚焦超声的热消融治疗，第二天在超声的引导下，进行了宫腔镜下妊娠病灶的清除术，因为诊断明确，治疗精准，董女士几乎没什么出血和疼痛，她安全度过这段特殊的时光。

"你的子宫真是个奇妙的地方，充满了惊喜和挑战。"医生在超声结束时对董女士说道。

最终，董女士成功度过了这段特殊的妊娠和治疗时光，她感激超声科医生的精湛技艺和超声聚焦治疗的神奇力量。"超声真是个了不起的工具，不仅揭示了问题，更帮助我们走过了一段奇幻的旅程。"她微笑着分享着她的故事。

这个关于瘢痕妊娠的超声科普故事，以轻松有趣的方式为读者解析了瘢痕妊娠的神秘，突出了超声在诊断和治疗中的不可或缺的作用。

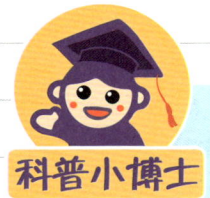

科普小博士

● **瘢痕妊娠该怎么治疗？**

治疗方法主要有直接清宫术、子宫动脉栓塞术后清宫术（宫腔镜下）、甲氨蝶呤联用子宫动脉栓塞术后清宫术、超声引导下子宫疤痕妊娠硬化治疗、超声聚焦治疗、腹腔镜下或开腹下病灶切除术。

● **超声聚焦治疗瘢痕妊娠有啥优势？**

主要优势是无创，也是首选的最佳方案，不仅能明显减少出血等风险，还能避免介入治疗带来的并发症。

● **超声聚焦治疗瘢痕妊娠一般要多久时间？**

一般手术需要1小时左右，具体因人而异。

● **超声聚焦治疗瘢痕妊娠痛吗，需要麻醉吗，需要做什么准备吗？**

一般不需要麻醉，患者只需要憋尿即可。

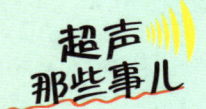

声波治疗：刘女士的腰椎间盘突出伴神经根病

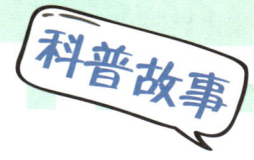

　　在一个宁静的小城里，42岁的刘女士过着平凡而充实的生活。某一天，她突然感受到了腰部的疼痛，从而开始了一场关于声波魔法的神奇冒险。

　　六天前，刘女士无缘无故地感到腰部的酸胀痛，犹如间断的小魔物在作祟。她描述疼痛时而像被火烧一样灼热，时而又仿佛被酸液浸泡。活动后疼痛变得更加明显，于是她只好选择用休息来缓解。然而，伴随而来的左下肢疼痛和麻木感，却成为她生活中的一位顽固的伴侣，时刻提醒着她这个不速之客的存在。

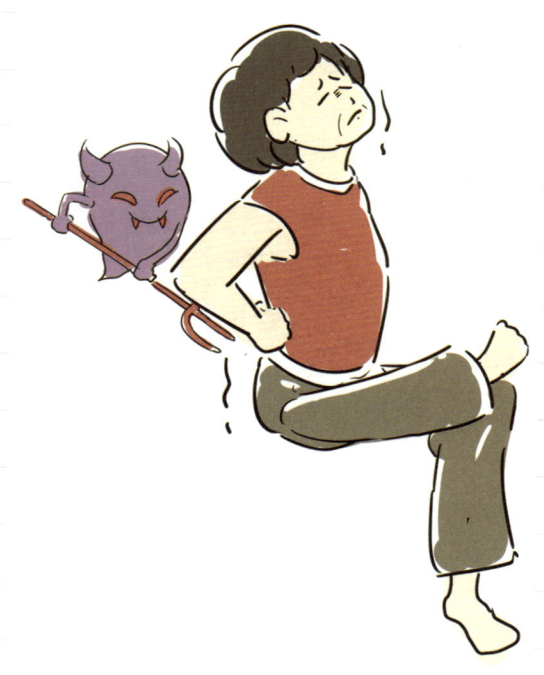

腰痛发作

刘女士走进医院，医生通过一系列的检查，最终给出了诊断：腰椎间盘突出伴神经根病。第一次听到这个陌生的词汇，刘女士有些无所适从，不过她决定勇敢地面对这场意外。

医生为她制订了一项特殊的治疗计划——针灸与低强度聚焦超声的神奇联合，刘女士迈出了她的声波治疗之旅。

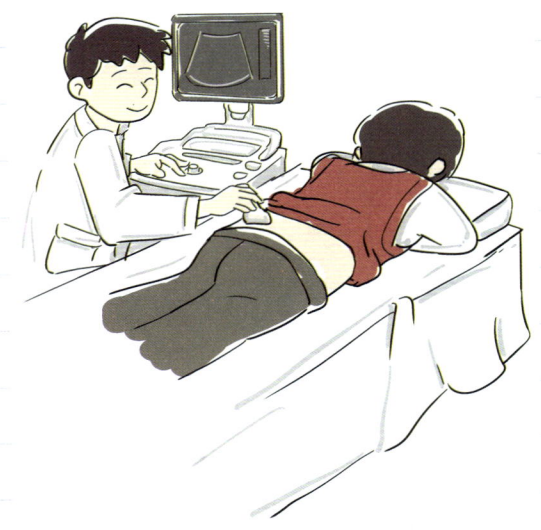

腰椎间盘超声检查

腰椎间盘突出，声波治疗的奇妙开端

在治疗室中，刘女士躺在舒适的病床上，准备开始她的声波治疗。一位温暖而专业的护士为她准备好检查，同时一台小巧的声波仪器开始发出微弱的嗡嗡声。"这是我们的声波之旅，你准备好了吗？"医生友好地问道。

刘女士点了点头，开始了她的声波冒险。在声波的引导下，她仿佛进入了一个神奇的仙境，感觉整个腰部都被温柔的声波包裹着。

聚焦声波，治愈的魔法

低强度聚焦超声成为治疗的重要一环。这种声波能够穿透皮肤，直达深层组织。刘女士感受到的不仅仅是微弱的振动，更是一种柔和的治愈之力。

"这就是声波的魔法，它们像小精灵一样，温柔地修复着受伤的地方。"医生轻声解释。

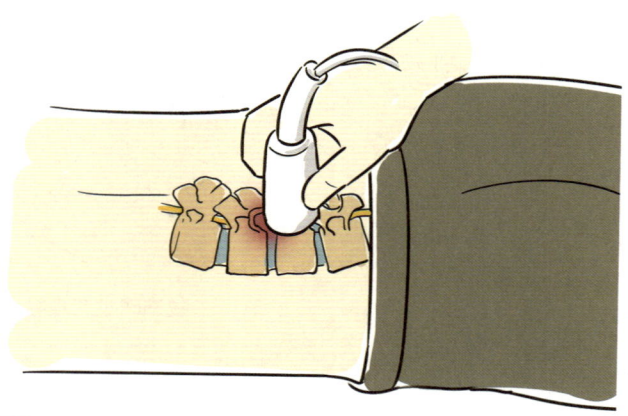

聚焦声波治疗

刘女士闭上眼睛，开始享受这场奇妙的声波治疗。她感觉到疼痛逐渐减轻，仿佛有一只无形的手在轻轻抚摸她的腰椎，把疼痛带走。

针灸与声波，治疗的完美交响曲

在声波的治疗下，医生为刘女士进行了针灸。细小的针头轻轻刺入皮肤，激活了身体内部的自愈机制。声波和针灸仿佛在她体内奏响一曲完美的治疗交响曲。"这就是声波与针灸的完美结合，它们共同助力你的身体重新找回平衡。"医生欣慰地说道。

奇迹发生，疼痛渐退

经过一段时间的声波治疗，刘女士逐渐感受到了奇迹的发生。她的腰部疼痛不再像先前那样剧烈，左下肢的疼痛和麻木感也在悄然减轻。她能够感受到身体在声波的治愈下重新焕发出生机。

结局，声波治疗的奇幻收官

在声波的神奇治疗下，刘女士的腰椎问题得到了显著的改善。她重新拥有了无痛的生活，感激地向医生和声波治疗师表达了谢意。

"声波真的是一种神奇的魔法，它们如同音乐一样，治愈了我的身体。"她欣喜地分享着自己的治疗心得。

科普小博士

超声聚焦中低强度和高强度怎么区分？

高强度聚焦超声有消融技术，也有非消融技术，即温度升高达不到60℃凝固坏死，可以到45～50℃，这个叫聚焦超声热疗；中强度聚焦超声热疗可以使组织升温不超过45℃，相当于温热治疗；低强度聚焦超声治疗过程中不会升温，对组织细胞没有任何伤害，而且可以调节组织细胞的功能状态。

高强度聚焦超声是将超声波从多个方向聚焦到组织内某个点上，由此产生的局部热量破坏了目标部位的细胞，同时使周围组织免受伤害；低强度聚焦超声可在不破坏细胞的情况下改变细胞的行为方式（机械效应、温热效应、理化效应）。

低强度聚焦超声能否治疗骨关节炎？

可以在一定程度上治疗骨关节炎。已有研究表明，低强度超声聚焦治疗膝骨关节炎具有可缓解疼痛、促进关节功能恢复、无不良反应等优点。

低强度聚焦超声是否影响胎儿？

一般不会。

低强度聚焦超声治疗时有什么感觉？

一般没有明显感觉。

第三章

超声康养

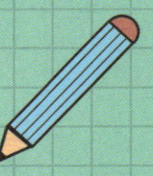

姓　　　名：超声康养

家族地位：三族长

年　　　龄：89岁

频　　　率：2～5MHz

擅长技能：居家、远程康养

性格缺陷：图像质量、操作专业性限制

婚　　　育：超声洁牙、超声美容、肩颈理疗、远程胎监

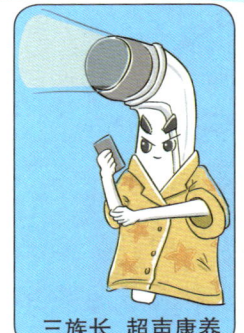

三族长　超声康养

【文献链接】

　　1935年，超声波首次应用于工业生活领域。对微型设备的清洗实验证明了超声波清洗的有效性和优越性。

　　McKenna Q C. Ultrasonic cleaning of miniature devices［J］. IRE Transations on Ultrasonic Engineering, 1955, 3（1）: 16–22.

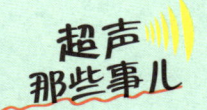
超声洁牙：小张的牙齿故事

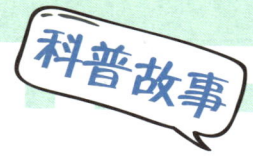
科普故事

牙齿的不适

在城市的喧嚣中，生活节奏快速而忙碌。年轻的办公室职员小张对牙齿的健康并没有太多的关注，直到有一天，他开始感受到口腔的不适。

小张发现自己的牙齿出现了褪色和斑点，吃东西有时候会感到刺痛和不适，甚至会出现牙龈出血的情况。他回忆起自己经常忽略口腔卫生，常常吃甜食、不注意刷牙，心中忐忑不安。

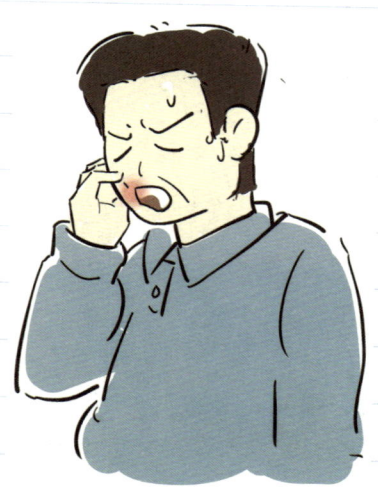
牙疼时常发作

渐渐地，小张开始担心起自己的牙齿健康，他决定去医院就诊，寻求专业的帮助。

医院之行

小张来到了当地的三甲医院，寻找口腔科专家进行咨询。经过一番检查后，医生告诉他，他的牙齿出现了牙结石和牙菌斑，需要进行彻底的清洁和治疗。

　　医生向小张介绍了一种先进的技术，叫做超声洁牙。他告诉小张，这是一种通过超声波振动来清洁牙齿的方法，能够彻底清除牙结石和牙菌斑，恢复牙齿的健康和光洁。

　　小张听后感到十分惊讶和期待，他迫不及待地同意了医生的治疗方案，希望尽快摆脱牙齿的不适。

超声洁牙的神奇

　　小张躺在医生的诊疗椅上，紧张而期待。医生打开了超声洁牙仪器，微弱的嗡嗡声在诊室里回荡。超声洁牙开始了，小张能感受到仪器发出的微弱振动，轻柔而舒适。

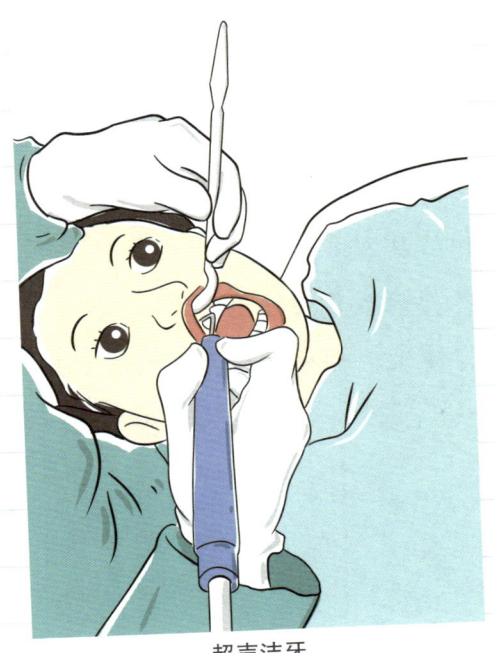

超声洁牙

　　医生轻柔地移动仪器，将超声波送入小张的牙齿之间，那些隐藏在深处的污垢和牙结石仿佛被一股清流冲刷，消失得无影无踪。整个过程并不疼痛，小张感到一阵阵的清爽和舒适。不久，超声洁牙结束了，小张睁开眼睛，看到镜子里的自己，那洁白明亮的笑容让他感到无比的满足和幸福。

新的开始

　　小张从医院走出来，心情愉悦而充实。他决心从现在开始，重视口腔健康，养成良好的口腔卫生习惯，远离甜食和不良生活方式。

　　超声洁牙让小张认识到了口腔健康的重要性，也为他带来了全新的人生体验。从此，他将继续保持定期的口腔检查和洁牙，让自己的牙齿始终保持健康、洁净和美丽。

　　小张的故事告诉我们，牙齿健康不容忽视，定期的口腔检查和洁牙对于维护口腔健康至关重要。让我们像小张一样，重视口腔健康，拥有健康美丽的笑容！

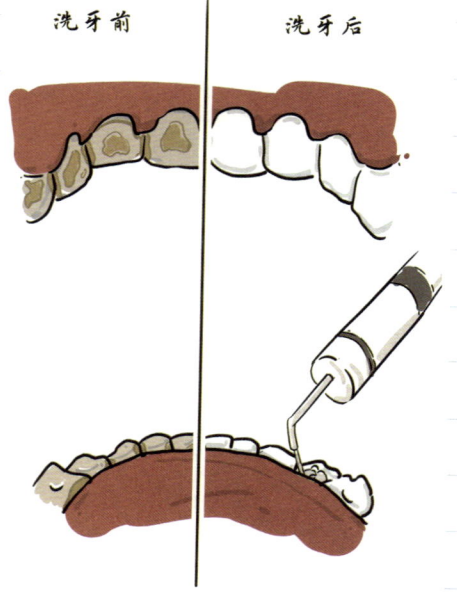

洗牙前　　洗牙后

超声洁牙前后对比

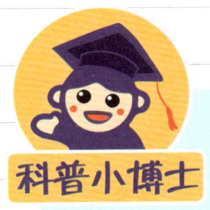

科普小博士

● **超声波是什么？**

超声波是指频率高于人类听觉上限的声波，它是一种机械波。它的频率通常在20 000赫兹（Hz）以上，而人类能听到的声音频率范围是20～20 000赫兹。超声波在许多领域中得到广泛应用，包括医学、工业、通信和科学研究等。

● **超声波洁牙术在牙科中有什么应用？**

超声波洁牙术是利用频率20 kHz以上超声波的振动效能，配合水雾冲洗来有效清除牙石、菌斑和色渍，达到洁牙的目的。其基本的原理在于震动。与传统手工洁牙法相比，具有速度快、效率高、出血少、省时省力等优点。超声波洗牙后会通过术后抛光来磨光牙面，以延迟菌斑和牙石的再沉积，算是去除龈上菌斑和牙石最有效的方法。据报道，已有数以10万计的超声牙垢清除机应用于牙科临床治疗中。

● **超声波洁牙和传统洁牙方式有什么不同？**

传统洁牙其实就是手工洁治，耗时很长、患者复诊次数很多、体验感很差。后来有了超声洁治，大大提高了工作效率，而且超声洁治也让患者的体验感有了大大的提升，患者可以分一次或两次就可以把全口的洁治做完。

● **超声波洁牙适合哪些人群？**

1. 牙龈炎患者：发现刷牙或咬硬物时出血、口臭、牙龈红肿时，说明牙龈有炎症，一般需要去除结石和菌斑。

2. 牙周炎患者：当发现牙缝变大、食物嵌塞、牙齿倾斜松动、牙龈萎缩溢脓时，说明已有牙周炎症状，需要全口洁治，如症状加重者需要配合龈下刮治和药物治疗。

3．预防性治疗者；如孕前预防性洁治。孕期随着体内激素的变化，发生牙龈炎的概率会成倍增加，所以，备孕时，应做好口腔检查和全口洁治。平时菌斑自我控制良好者，每6个月～1年也应做一次洁治处理。

4．口腔疾病患者；一般在口腔内手术前、拔牙前、正畸治疗前和种植治疗前都会进行全口洁治，以控制炎症、减小术中感染发生概率。而在镶牙前，一般也会进行洁治，这样印模更精准，修复体佩戴更合适、舒服。

某些与口腔有相关性治疗的疾病如鼻咽癌、头颈肿瘤等，做放射性治疗前需到口腔科做口腔洁治和口腔处理。

● **哪些人群不适合用超声波洁牙？**

1．患有血友病、白血病、血小板减少症等血液系统疾病的患者；

2．未控制的3型糖尿病患者；

3．急性肝炎活动期患者；

4．结核病、甲亢、神经精神疾病、长期服用抗凝药物者；

5．安装有心脏起搏器的患者；

6．处于月经期的女性；

7．口腔内感染急性期患者，为避免感染扩散，应在急性期过后再行治疗。

超声波美容：主播的自信之路

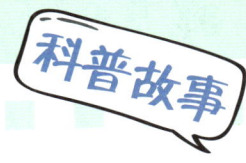

　　小慧站在镜子前，仔细地观察着自己的脸。作为一名网红，她的外貌对她的职业至关重要。近来，她开始注意到自己脸上的细纹越来越明显，尤其是口角纹和法令纹。每次看到这些她都感到一阵失落。一天晚上，她坐在电脑前，焦急地搜索着各种美容疗法。她的目光突然被一个标题吸引："超声波美容——革命性的抗衰老技术"。小慧的好奇心被激起，她开始深入阅读。

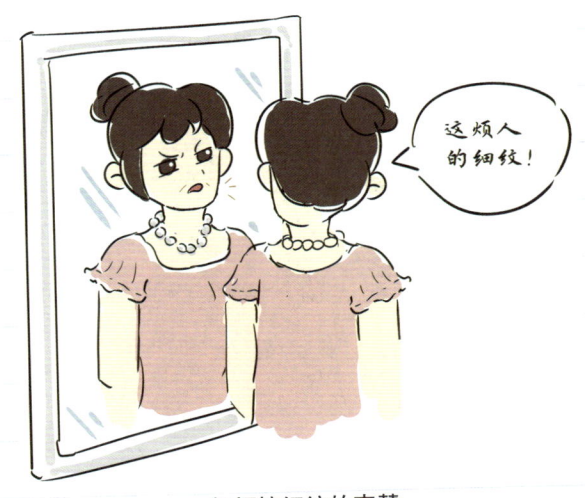

超烦恼细纹的李慧

　　小慧决定咨询一位美容专家，了解更多关于这项神奇技术的信息。在诊所里，美容专家向她解释："超声波美容是一种非侵入性治疗方法。它通过发射高频声波，深入皮肤层，刺激胶原蛋白的生成，从而减少皱纹，改善皮肤松弛。"

小慧充满期待地问："这种治疗安全吗？效果持久吗？"

专家微笑着回答："是的，安全而且效果持久。许多患者在接受治疗后都看到了显著的改善。"

在接受治疗的那天，小慧坐在美容室的舒适椅子上，心中既紧张又兴奋。美容师轻轻地在她的脸上涂抹了凝胶，然后开始使用超声刀机和超声炮。小慧只感到轻微的振动和温热，过程中几乎没有不适。

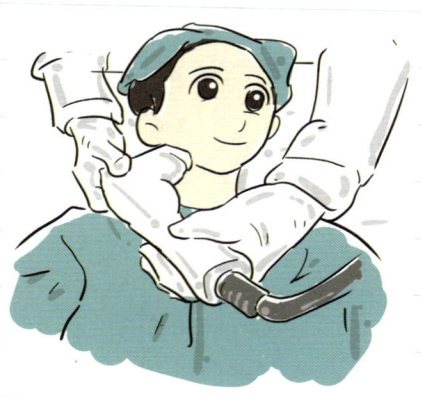

超声炮美容

治疗结束后，小慧在镜子中看到了自己。她惊喜地发现，她的皮肤看起来更紧致，口角纹和法令纹明显减少。

数周后，小慧的社交媒体上充满了她新的照片和视频。她的粉丝惊讶于她的改变，纷纷留言称赞。

在一次直播中，她分享了自己的超声波美容经历。她说："这不仅仅是关于外貌的改变，更是一次重新发现自己的旅程。我感到前所未有的自信和快乐。"然而，她也提醒粉丝们，每个人的肤质和身体状况都不同，美容项目并非适合所有

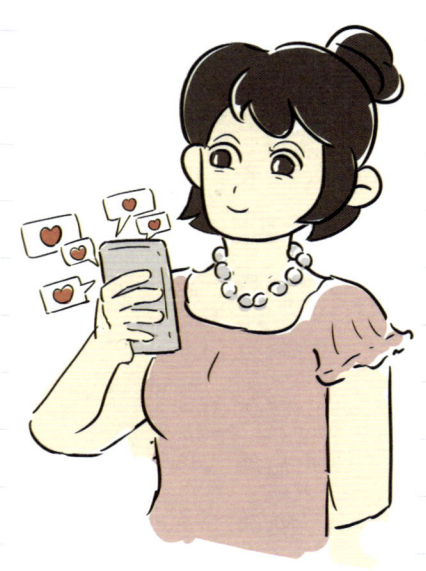

粉丝留言称赞小慧

人，需要谨慎选择。她强调，真正的美不仅仅是外在的光鲜亮丽，

更在于内心的自信、善良和对生活的热爱。内在美才是长久的美，希望大家更加关注自己的内心成长，而不是盲目追求外在的改变。

超声炮治疗案例

经超声炮治疗后，患者面中部的下垂情况得到明显改善，法令纹深度变浅、长度变短，面部得到明显提拉、紧致。

该患者面部还存在明显的口角纹且左右两侧不对称，超声炮治疗后即刻口角纹明显淡化，双侧口角及面部对称性得到改善。

超声炮对下面部的松弛下垂状态也有明显效果，可消除双下巴、紧致下颌皮肤，使面部更具线条感。

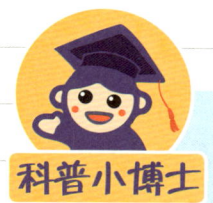

科普小博士

● **超声美容仪运用了什么超声波原理?**

　　超声波美容是利用超声波穿透力强、能深入皮下4~6 mm的特点在人身体、面部进行理疗来达到减肥塑身以及美白改善肤质的目的。

● **超声波在美容领域有哪些应用?**

　　紧致肌肤、改善轮廓;祛瘀散血;消除眼袋和黑眼圈;消除或减轻色素沉着;治疗并预防炎性痤疮。

● **超声美容仪是否适合所有人使用?**

　　不一定,根据患者具体情况选择是否使用超声美容。对于以下患者不适宜使用超声美容:恶性肿瘤、高热、出血倾向者;活动性肺结核、严重支气管扩张者;化脓性炎症、急性败血症者;严重心脏病、心绞痛、心力衰竭、安装心脏起搏器或心脏支架者;血栓性静脉炎、多发性血管硬化者;也不宜用于孕妇的下腹部和腰骶部、小儿骨骺部等部位。

● **超声美容仪的安全性如何?**

　　超声波就是因为安全的特性才广泛地运用在像医学上的超声,工业上的超声清洗机,还有声呐、雷达等。超声波一般对人体没什么危害,但是要避免在怀孕、面部创伤的时候使用。另外如做过整容,面部有填充物的情况下也不建议用,建议一周使用2~3次即可。除此以外,超声波美容仪器是安全可用并有疗效的。

超声奇迹：王女士的肩周炎康复之旅

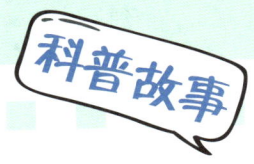

在一个繁忙的城市里，年轻白领王女士每天都在电脑前埋头苦干，长时间的伏案工作成为了她的日常。然而，随着时间的推移，王女士开始感受到了身体的不适，特别是双肩变得酸痛不已。提东西、背包都成了一项巨大的挑战，更别提在电脑前工作了。

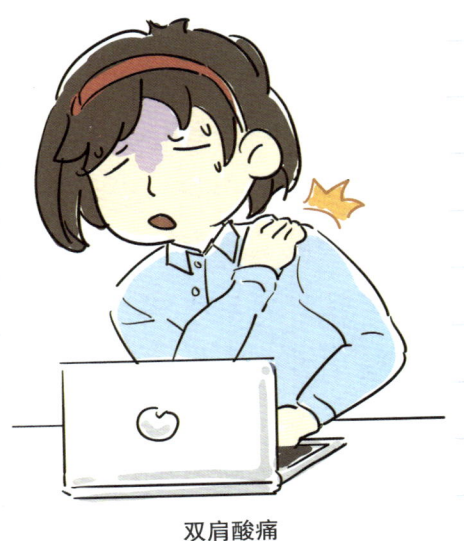

双肩酸痛

一开始王女士并没有太在意这种情况，她以为可能是因为工作太过劳累，稍事休息就能好转。然而，时间久了，这种毛病却一直没有见好。为了应对疼痛，她开始尝试各种方法，从贴膏药到按摩，但效果都不尽如人意。

经过了将近三个月的煎熬，王女士决定寻求专业医生的帮助。她来到了当地的医院康复科就诊，希望能够找到解决之道。在康复科，她遇到了一位慈祥的医生，医生仔细地了解了她的症状和工作情况后，给予了一个令人惊讶的诊断：肩周炎。

"肩周炎？这是什么东西？"王女士有些疑惑地问道。

医生微笑着解释说，肩周炎是指肩部周围的肌肉、韧带和肩袖结构的炎症，通常由于长时间的不良姿势和劳累引起。听到这个诊断，王女士恍然大悟，原来自己平时一直忽视了正确的坐姿和休息。

"别担心，王女士，肩周炎虽然痛苦，但是有很好的治疗方法，我们将为您制订一份超声波理疗方案，相信您会很快康复的。"医生宽慰地说。

于是，王女士开始了她的肩周炎康复之旅。她在康复科接受隔天一次的超声波治疗，每次 8 min。刚开始的时候，她对超声波一无所知，但随着治疗的进行，她逐渐感受到了它的神奇之处。

超声波治疗是一种无创的物理治疗方法，通过高频声波的作用，可以促进血液循环、减轻炎症、促使组织修复。医生解释说，这种治疗对于肩周炎非常有效，可以直接作用于肌肉和关节，缓解疼痛，加速康复过程。

王女士在治疗中渐渐发现，超声波治疗不仅有效果，而且过程还相当舒适。她躺在床上，感

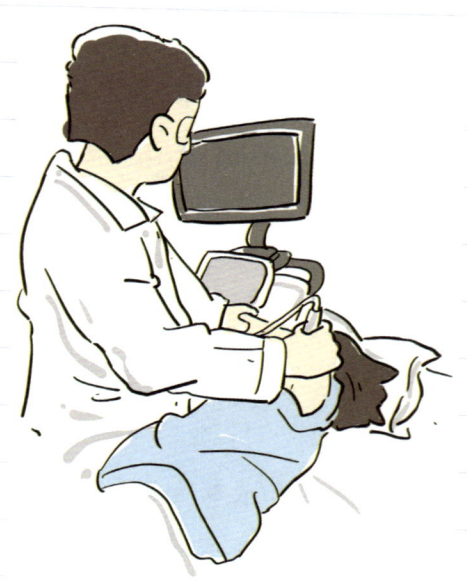

肩周炎超声波理疗

受着温暖的超声波穿透皮肤深层，仿佛在享受一场特殊的按摩。治疗过程中，她有时候还能听到一些微弱的声音，就像是在欣赏一场奇妙的音乐会。

而且，治疗的时间非常短暂，8 min的超声波治疗过后，王女士就感觉肩膀轻松了许多，疼痛明显减轻。医生告诉她，这是因为超声波通过促进血液循环，加速了身体自我修复的过程。

"治疗的过程怎么样？"医生关切地询问。

王女士笑着回答说："真的很神奇！我感觉自己的肩膀像是被送进了水疗，每次治疗后都有一种轻松愉悦的感觉。"

随着治疗的进行，王女士的肩周炎症状逐渐好转。她不再感到那种难以忍受的酸痛，提东西、背包也不再是问题。她对超声波治疗充满了感激之情，甚至开始在康复科的朋友圈里分享她的治疗心得。

"肩周炎十分痛苦，遇到超声波，一切都会好起来的！"她开玩笑地写道。

王女士成功康复，回到了充满活力的工作状态。她不仅从肩周炎的折磨中解脱出来，还学到了正确的坐姿和休息方式，保持身体的健康。超声波治疗成为了她康复过程中的得力助手，也让她对医学中的科技治疗有了更深的认识。

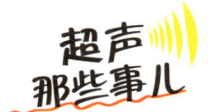
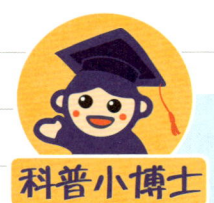
科普小博士

● **肌骨超声在肩痛的诊断和治疗上有什么优势？**

　　最大的优势是可以进行多体位、功能性检查，更全面评估肩关节状况，判断肩关节灵活性和稳定性。另外，兼具实时动态、方便经济等优点。

● **肩关节疼痛超声可视化诊疗一体化的优势有哪些？**

　　无创安全、成本较低、实时动态、便携、可重复。不仅能进行诊断，还能在超声引导下进行治疗，定位更加精准，预后更加乐观。

宝宝"歪头杀"，可能是先天性斜颈

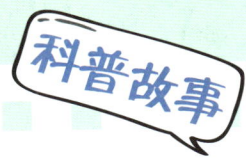

科普故事

在一个宁静的小镇上，有一个6个月大的宝宝叫小明。小明的父母发现，他的头部总是不自然地偏向一边，这让他们感到非常担忧。他们带着小明走访了多位儿科医生，最终被诊断为"肌性斜颈"。医生解释说，这是因为小明的右侧胸锁乳突肌出现了异常。这个肌肉比左侧的更加厚，形成了一个1.5 cm × 1.0 cm的挛缩包块，这让小明的活动受限，无法像其他宝宝一样自由地扶坐和转头。

小明的父母决心寻找最好的治疗方法。在一次偶然的会诊中，他们遇到了一位经验丰富的儿科理疗师，他建议使用超声波理疗来帮助小明。

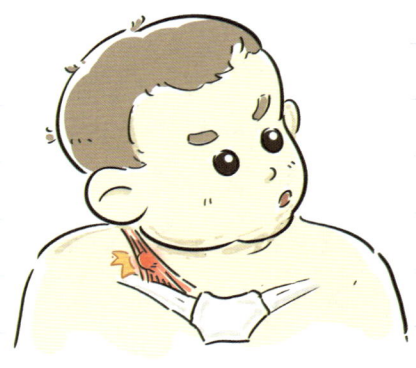

肌性斜颈

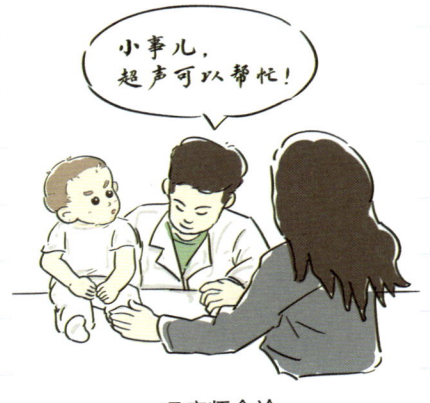

理疗师会诊

　　理疗师详细解释了超声波理疗的原理：它是一种使用高频声波来促进组织修复和减轻疼痛的方法。它能温和地刺激受影响的肌肉和软组织，帮助缓解肌肉的紧张和炎症。

　　治疗的第一天，小明的父母带着他来到了温馨而专业的理疗室。理疗师温和地向小明的父母展示了超声波设备，一个小巧的机器，表面闪着温暖的光。

　　当理疗师轻轻地将涂有耦合剂的探头放在小明的肌肉上时，小明感到一丝微微的振动，就像是无数微小的手指在轻抚他的皮

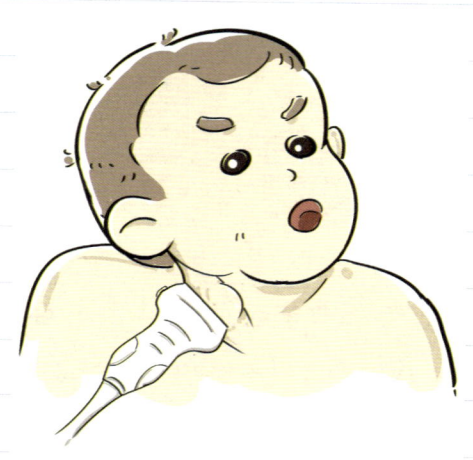

超声波理疗

肤。理疗师告诉小明的父母，这些高频声波正温柔地深入小明的肌肉，帮助它们放松和恢复。

　　随着治疗的进行，小明的父母惊喜地发现，他的头部开始能够更自由地转动了。每次理疗后，小明都显得更加活泼，他的小脸上也露出了甜甜的笑容。

　　经过几周的定期超声波理疗，小明的状况有了显著的改善。他的头部不再偏向一边，能够自如地扶坐和转头。理疗师仔细检查了小明的胸锁乳突肌，发现它们的厚度已经变得更加对称，右侧的肌肉虽然仍稍微紧绷，但不再有明显的包块。

　　小明的父母对这个结果感到无比欣慰。他们感谢理疗师和超声波理疗，这个简单而神奇的技术不仅帮助了小明摆脱了肌性斜颈的困扰，也给了他一个健康成长的开始。

　　超声在理疗中的应用可以追溯到20世纪中期。具体来说，超声波被用于医学和理疗的研究始于20世纪30年代。在那个时期，科学家们开始对超声波的生物效应进行深入研究，并探索了其在治疗和康复方面的潜在应用。20世纪30年代中期，研究人员首次将超声波引入理疗领域，开始探索其在减轻疼痛、促进组织修复和治疗骨折等方面的效果。随着技术的不断发展和对超声波生物效应的深入了解，超声在理疗中的应用逐渐得到了推广和改进，超声波在康复中的应用在随后的几十年中不断发展和完善。

　　通过超声波的治疗，小明出院时扶坐基本能居中，左右转头灵活，角度对称，双侧胸锁乳突肌厚度基本对称，右侧胸锁乳突肌中下段肌肉束稍紧，质地稍硬，未触及明显包块，未见明显双侧颜面部不对称。

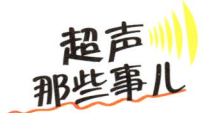

科普小博士

● **什么是小儿肌性斜颈?**

婴儿出生后其母亲可发现患儿头部向患侧倾斜,面部向健侧旋转,下颌指向健侧肩部。2~3周后斜颈畸形更加明显。将头转向健侧明显受限,症状较轻者应仔细观察才能发现。此症状随着患儿的生长发育日益加重。

● **超声波如何治疗小儿肌性斜颈?**

超声波作用于人体组织产生机械作用、温热作用,可引起人体局部组织血流加速,血液循环改善,新陈代谢加速,组织再生修复能力加强,加速斜颈肿块吸收。

● **超声波治疗小儿肌性斜颈有哪些优点?**

传统推拿按摩主要是针对患侧的胸锁乳突肌来进行按摩与牵拉,促进胸锁乳突肌的软化拉长,能够恢复颈部两侧的肌肉力量,以及平衡胸锁乳突肌的长度,从而矫正斜颈。由于传统推拿按摩对肿块型斜颈的治疗存在渗透力弱的局限,所以加以超声波治疗,利用其穿透力强的优势,二者相结合效果更明显,能一定程度地缩短治疗周期。

● **超声波治疗小儿肌性斜颈需要多长时间?**

一天一次或者隔天一次,疗程为3~6个月。

● **超声波治疗小儿肌性斜颈后需要注意什么?**

相对传统治疗方法周期明显缩短,但具体因人而异。

远程守护：超声胎监的奇妙之旅

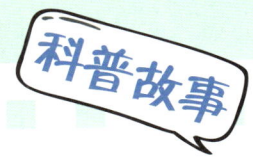

平静的产检

　　小红是一个年轻而健康的准妈妈，她的每一次产检都是那么正常而平静。每次去医院，她都期待着听到宝宝的心跳声，每次都能让她欣喜若狂。然而，就在一个普通的周五下午，小红开始感觉到自己的胎动似乎比往常要少了一些。

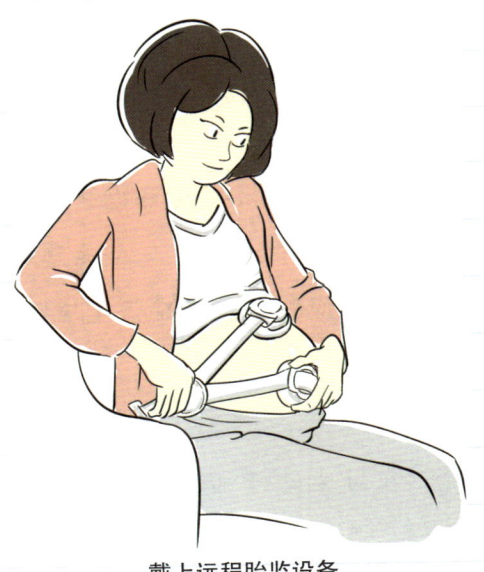

戴上远程胎监设备

远程胎监的启示

　　小红并没有过多地担心，她立即决定在家里进行远程胎监。她拿出了家里备用的远程胎监设备，简单地安装好并将传感器贴在了自己的腹部。通过手机上的App，她轻松地连接了设备，并开始进行胎心监测。然而，当她看到监测结果时，她的心情瞬间凝重。

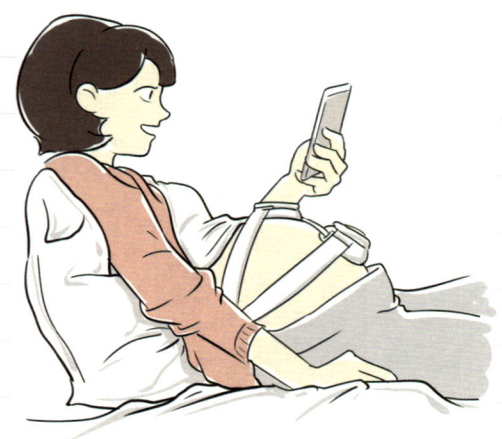

进行胎心监测

惊变的基线

　　小红发现胎心监测的结果显示有基线变异，这让她非常担心。她立即叫来了丈夫，二人焦急地商量着该怎么办。他们决定立即前往产科门诊就诊，以确保宝宝的安全。

医生的解答

　　在医生的仔细检查下，小红和丈夫终于松了一口气。医生告诉他们，基线变异虽然让人担心，但是并不代表一定有问题。经过综合评估，宝宝的情况很好，只是可能是由于小红当时的状态或者宝宝的位置导致的临时变异。医生建议他们回家好好休息，继续注意宝宝的胎动情况。

安心的归途

　　小红和丈夫听完医生的解释后，心情放松了许多。他们感慨地对医生表示感谢，感叹着现代医学技术的强大。小红轻松地笑着对丈夫说："幸好宝宝没事，真是虚惊一场，这个远程胎监太方便啦。"

科学揭秘

远程胎监作为一种现代化的医疗技术，确实为准妈妈们提供了极大的便利。通过远程胎监，准妈妈们可以在家轻松进行胎心监测，及时发现异常情况，并及时与医生进行沟通。而基线变异，虽然在胎心监测中常见，但并不总是代表有问题。它可能受到准妈妈自身状态、宝宝位置等多种因素的影响，因此并不需要过于担心。

远程胎监为准妈妈们提供了一种全新的产检方式，使得她们可以更加方便地关注自己和宝宝的健康。在现代医学的支持下，准妈妈们可以更加安心地度过怀孕的每一天，迎接新生命的到来。让我们一起期待着宝宝健康成长的那一天吧！

科普小博士

- **什么是远程胎监（远程胎心监护）？**

远程胎心监护是监测和记录胎心率、胎动、宫缩的一种无创检查。通过持续监测实时评估胎儿宫内状态，对于胎儿出现的脐带受压、宫内缺氧等问题可以尽早发现，在胎儿尚未遭受不可逆的损伤前，采取有效的救治措施。所以及时做胎心监护是观察胎儿安危的重要手段。

- **远程胎监有什么优点？**

1. 所有孕妇都可以随时随地应用，其操作简单，因监测密度增加，异常检出率提高，避免了因产检相隔时间长，漏检胎儿的不良情况，使得孕期胎儿安全度大大增加。

2. 方便孕妇在家中自觉有胎动时自行监护，孕妇在熟悉的环境中更容易得到真实的监护资料，避免了因孕妇焦虑、紧张以及胎儿晚上觉醒期明显而导致的假性监护结果。

3. 孕妇可以感觉在胎动频繁时及时监测，观察脐带受压情况。

4. 肚子有坠胀感时随时监测，观察宫缩的强弱以及宫缩时的胎心情况等。

5. 院内院外通过远程监护的开展，也使行动不便或需要卧床保胎的孕妇受益颇多。

6. 节省时间，为孕妇及其家属省去了路途的奔波和在医院排队等候的时间，以及最大程度地降低交叉感染的发生。

- **远程胎监的注意事项？**

1. 在进行胎心监护之前尽量避免空腹，可以选择进食30 min后开始监护。

2. 选择舒适的姿势进行监护，避免平仰卧位。

3. 如果监护时宝宝处于睡眠期，可以轻轻摇晃或抚摸腹部，将宝宝唤醒。

4. 如果20 min的胎心监测结果不理想，可以持续监测或重复监测。

5. 在转换体位或胎动频繁时，注意检查、调整胎心探头和宫缩探头位置

6. 及时查看判读结果，如有异常及时复测、就医。

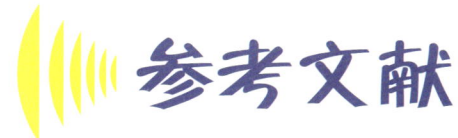
参考文献

[1] 中华医学会急诊医学分会. 细菌性肝脓肿诊治急诊专家共识[J]. 中华急诊医学杂志, 2022, 31 (3): 273-280.

[2] 中华预防医学会肿瘤预防与控制专业委员会感染相关肿瘤防控学组, 中华预防医学会慢病预防与控制分会, 中华预防医学会健康传播分会. 中国肝癌一级预防专家共识（2018）[J]. 中国肿瘤, 2018, 27 (9): 660-669.

[3] POMPILI M, ARDITO F, BRUNETTI E, et al. Benign liver lesions 2022: Guideline for clinical practice of Associazione Italiana Studio del Fegato (AISF), Società Italiana di Radiologia Medica e Interventistica (SIRM), Società Italiana di Chirurgia (SIC), Società Italiana di Ultrasonologia in Medicina e Biologia (SIUMB), Associazione Italiana di Chirurgia Epatobilio-Pancreatica (AICEP), Società Italiana Trapianti d'Organo (SITO), Società Italiana di Anatomia Patologica e Citologia Diagnostica (SIAPEC-IAP) – Part II – Solid lesions[J]. Digestive and Liver Disease, 2022, 54 (12): 1614-1622.

[4] PISANO1 M, ALLIEVI1 N, GURUSAMY K, et al. 2020 World Society of Emergency Surgery updated guidelines for the diagnosis and treatment of acute calculus cholecystitis[J]. World Journal of Emergency Surgery, 2020, 15 (1): 61.

[5] 中华医学会外科学分会胆道外科学组, 中国医师协会外科医师分会胆道外科医师委员会等. 胆囊切除术后常见并发症的诊断与治疗专家共识（2018版）[J]. 中华消化外科杂志, 2018, 17 (4): 325-328.

[6] 韩立明, 梁伟, 夏宇, 等. 彩色多普勒超声诊断卵巢囊肿蒂扭转的应用价值分析[J]. 实用妇科内分泌电子杂志, 2019, 6 (14): 62, 68.

[7] 中国医师协会妇产科医师分会妇科肿瘤学组. 卵巢囊肿诊治中国专家共识（2022年版）[J]. 中国实用妇科与产科杂志, 2022, 38 (8): 814-819.

[8] JEONG E Y, KIM H L, HA E J, et al. Computer-aided diagnosis system for thyroid nodules on ultrasonography: diagnostic performance and reproducibility based on the experience level of operators[J]. European Radiology, 2019, 29 (4): 1978-1985.

[9] YOO Y J, HA E J, CHO Y J, et al. Computer-aided diagnosis of thyroid nodules via ultrasonography: initial clinical experience[J]. Korean Journal of Radiology, 2018, 19 (4): 665-672.

[10] 张颖, 张一峰, 徐辉雄. 2022年甲状腺超声诊治研究进展[J]. 肿瘤影像学, 2023, 32 (5): 472-477.

[11] 杨波, 李照喜, 周璐, 等. C-TIRADS人工智能辅助诊断系统在甲状腺可疑结节良恶性诊断中的应用[J]. 中国医学影像学杂志, 2023, 31 (12): 1256-1261.

[12] 吴爱娣, 姜伟, 等. 超声新技术应用于甲状腺结节诊断的研究进展[J]. 肿瘤影像学, 2021, 30 (6): 532-536.

[13] NG A W H, GRIFFITH J F, TSAI C S C, et al. MRI of the carpal tunnel 3 and 12

months after endoscopic carpal tunnel release[J]. American Journal of Roentgenology, 2021, 216（2）: 464-470.

[14] MUNTE F A G, AHMADI A P, FAUZIAH M, et al. Mitral facies-a classic feature of chronic mitral stenosis: A case report[J]. SAGE Open Medical Case Reports, 2023（11）: 2050313X231200965.

[15] 中国抗癌协会乳腺癌专业委员会，中华医学会肿瘤学分会乳腺肿瘤学组. 中国抗癌协会乳腺癌诊治指南与规范（2024年版）[J]. 中国癌症杂志，2023，33（12）: 1092-1187.

[16] 中华医学会超声医学分会. 乳腺超声检查和诊断共识[J]. 中华放射学杂志，2014，48（9）: 718-722.

[17] 单雅婷. 甲状腺结节超声恶性危险分层中国指南评分结合彩色多普勒血流显像对甲状腺实性结节的诊断效能分析[J]. 大医生，2024，9（5）: 93-95.

[18] 路巧婷. 乳腺超声检查和诊断共识[J]. 健康之路，2017，16（10）: 213.

[19] 马君瑟，张瑞娟，顾骅. 彩色多普勒超声在乳腺实性结节良恶性鉴别诊断中的应用价值[J]. 交通医学，2024，38（1）: 53-55.

[20] ZHANG H Y, HU J Y, MENG R, et al. A systematic review and meta-analysis comparing the diagnostic capability of automated breast ultrasound and contrast-enhanced ultrasound in breast cancer[J]. Frontiers in Oncology, 2024（13）: 1305545.

[21] 中国医师协会超声医师分会. 血管超声检查指南[J]. 中华超声影像学杂志，2009，18（10）: 911-920.

[22] 李悦. 彩色多普勒超声诊断下肢静脉血栓的价值分析[J]. 影像研究与医学应用，2023，7（22）: 173-175.

[23] 周敬，马敬敬，曹海玮. 高频超声检查在小儿急性阑尾炎、急性肠系膜淋巴结炎临床诊断中的准确性研究[J]. 罕少疾病杂志，2024，31（7）: 107-108.

[24] 陈雪飞. 超声在流行性腮腺炎临床诊断中的研究进展[J]. 中国医疗器械信息，2022，28（4）: 19-21.

[25] 曹玉英，曹建华，侯婷婷，等. 超微血流成像、能量多普勒超声在痛风性关节炎诊断中的应用价值[J]. 影像科学与光化学，2023，41（5）: 253-259.

[26] 曹博，魏巍，王磊，等. 痛风患者的肌肉骨骼系统超声特征分析[J]. 中华医学超声杂志（电子版），2019，16（8）: 619-624.

[27] 尹莉，邱逦，张华斌，等. 可视化诊疗技术（超声）在肌肉骨骼及关节康复中的应用专家共识[J]. 中华医学超声杂志（电子版），2019，16（11）: 801-805.

[28] 黄艳，唐伟华. 高频超声对肩袖撕裂诊断效能分析[J]. 影像研究与医学应用，2023，7（8）: 179-181.

[29] 刘静静，李廷廷，张炎晶，等. 超声新技术在肩袖撕裂应用中的研究进展[J]. 中国医学影像学杂志，2023，31（2）: 185-188.

[30] 李滔. 高频超声诊断指屈肌腱腱鞘炎的应用价值[J]. 影像研究与医学应用，2024，8（4）: 163-165.

[31] 王兵，刘海霞．彩色多普勒超声诊断小儿先天性心脏病的临床价值分析[J]．影像研究与医学应用，2024，8（6）：161-163.

[32] 中华医学会超声医学分会超声心动图学组，国家超声诊断专业医疗质量控制中心专家委员会．经胸超声心动图检查规范化应用中国专家共识（2024版）[J]．中华超声影像学杂志，2024，33（1）：1-13.

[33] 郭颖，张瑞生．中国成人心脏瓣膜病超声心动图规范化检查专家共识[J]．中国循环杂志，2021，36（2）：109-125.

[34] CAO J，JAYYOSI A，NIETUPSKI J，et al．Ultrasound imaging for assessing aortic phenotypes：A preclinical tool for measuring cardiac disease model progression and therapeutic effect[J]．WFUMB Ultrasound Open，2024，2（2）：100060.

[35] 马宁．超声心动图用于诊断及治疗儿童心脏瓣膜病进展[J]．中国医学影像技术，2024，40（7）：961-963.

[36] 刘艳，陈小春，陈惠珍，等．右心声学造影在伴卵圆孔未闭偏头痛患者介入封堵术后疗效观察中的应用[J]．福建医药杂志，2024，46（2）：86-89.

[37] 杜凌玥，郑剑．右心声学造影临床应用新进展[J]．医学影像学杂志，2023，33（8）：1457-1460.

[38] 裴秋艳，何怡华，李胜利．胎儿心脏超声横切面正常与异常特征专家共识[J]．中国超声医学杂志，2023，39（6）：601-608.

[39] 唐红．《超声增强剂在超声心动图中的临床应用：2018美国超声心动图指南更新》及《心脏超声增强剂临床应用规范专家共识》解读[J]．西部医学，2020，32（4）：492-495.

[40] WANG Y M，WANG L F，ZANG H F，et al．Comparison of different ultrasonic screening methods and analysis of high risk factors for fetal cardiac malformation in second trimester of pregnancy[EB/OL]．（2024-05-29）[2024-08-05]．https://link.springer.com/article/10.1007/s00246-024-03525-6.

[41] 张娜，王珊珊．胎儿心脏超声检查：守护生命的无声奇迹[J]．家庭生活指南，2024，40（5）：70-71.

[42] 杨武威，张炼，祝宝让．聚焦超声消融手术管理规范专家共识（2023）[J]．中国超声医学杂志，2023，39（7）：721-723.

[43] 超声引导经皮热消融治疗子宫肌瘤全国多中心研究协作组．超声引导经皮微波（射频）消融治疗子宫肌瘤临床应用指南（2017）[J]．中华医学超声杂志（电子版），2018，15（2）：90-94.

[44] 中国超声医学工程学会超声治疗及生物效应专业委员会．子宫肌瘤与子宫腺肌病聚焦超声消融手术围手术期护理专家共识[J]．肿瘤综合治疗电子杂志，2023，9（3）：69-73.

[45] 郝永欣，孟祥安，骆允，等．超声血流成像、超声造影对结直肠癌的诊断价值及其与病灶微血管密度的相关性[J]．中南医学科学杂志，2024，52（3）：424-427.

[46] 姚瑞英，王根枚，钟声华．三维超声在诊断妊娠期胎儿畸形中的临床价值[J]．实用

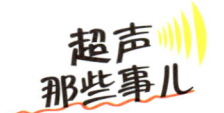

妇科内分泌电子杂志，2023，10（27）：120-122.

[47] 不孕症"一站式"超声检查体系多中心研究专家团队. 不孕症"一站式"子宫输卵管超声造影技术专家共识[J]. 中华医学超声杂志（电子版），2020，17（2）：108-114.

[48] 李金洁. 经阴道三维超声输卵管造影检查对不孕症的诊断效果及护理配合[J]. 吉林医学，2023，44（9）：2578-2581.

[49] 中华医学会超声医学分会妇产超声学组. 盆底超声检查中国专家共识（2022版）[J]. 中华超声影像学杂志，2022，31（3）：185-191.

[50] 施晓兰，陈瑞，李媛媛. 盆底超声多参数联合评价女性盆底结构及功能的临床研究价值[J]. 影像研究与医学应用，2024，8（15）：122-124，127.

[51] 许灵慧. 超声引导下体外冲击波碎石术治疗泌尿系结石的有效性及安全性研究[J]. 中国临床药理学与治疗学，2023，28（9）：1081.

[52] 舒华宝，吴志华，彭亮，等. 超声引导下穿刺硬化术治疗肾囊肿的临床疗效及安全性[J]. 微创医学，2024，19（2）：155-158.

[53] 章建全，闫磊，赵佳琦. 超声引导下肾疾病经皮穿刺活检术实践指南[J]. 中华医学超声杂志（电子版），2021，18（11）：1023-1043.

[54] 中国医师协会介入医师分会超声介入专业委员会. 超声引导下甲状腺结节及颈部淋巴结穿刺专家共识（2023版）[J]. 中华内科杂志，2024，63（6）：550-559.

[55] 孙梦锦，李潜，牛金灵，等. 超声引导下射频消融对不同大小甲状腺良性结节的疗效研究[J]. 中国超声医学杂志，2023，39（2）：134-137.

[56] 刘凯.《甲状腺乳头状癌热消融治疗专家共识（2024版）》发布[J]. 中华医学信息导报，2024，39（8）：8.

[57] 张锋，王倩，张燕，等. 超微血管成像与子宫肌瘤微血管密度的关系及在高强度聚焦超声疗效评估中的应用[J]. 西部医学，2024，36（4）：570-574.

[58] 刘丽萍，周湘玺，张明霞，等. 高强度聚焦超声与药物保守治疗对剖宫产瘢痕部位妊娠的临床效果评价[J]. 实用妇产科杂志，2023，39（11）：870-874.

[59] OH J，RYU J S，KIM J，et al. Effect of low-intensity transcranial focused ultrasound stimulation in patients with major depressive disorder：a randomized，double-blind，sham-controlled clinical trial.［J］. Psychiatry investigation，2024，21（8）：885-896.

[60] 蒋杨. 微聚焦超声在面部皮肤老化美容中的效果研究[J]. 中国医疗美容，2023，13（5）：34-37.

[61] 曾祥勇，丁政，李青. 超声在肩周炎诊疗中的应用进展[J]. 影像研究与医学应用，2024，8（1）：7-9.

[62] 强群，郑玉兰，张云，等. 超声诊断先天性肌性斜颈的研究进展[J]. 妇儿健康导刊，2023，2（16）：15-17，21.

[63] 余倩，王冬，姜岚. 超声监测胎儿及新生儿脑血流进展[J]. 中国医学影像技术，2022，38（12）：1877-1880.

[64] 陈寄梅，庄建，刘小清，等. 先天性心脏病产前产后"一体化"诊疗模式中国专家共识[J]. 中国心血管病研究，2022，20（2）：97-103.

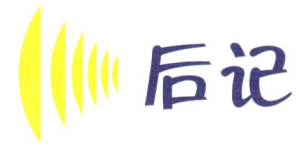

后记

  在科普书籍《超声那些事儿》即将出版之际，作为一名科普工作者和医务工作者，我的心中充满了感慨与期待。这本旨在揭开超声医学神秘面纱、普及超声知识的读物，不仅是连接大众与医学科技的纽带，更是搭建医患之间理解与信任的桥梁。超声，这一看似简单却蕴含无限奥妙的医学影像技术，其重要性日益凸显，而科普工作正是让这一技术更广泛、更深入地惠及大众的关键所在。

  超声以其无创、无辐射、实时动态成像的特点，成为临床诊断不可或缺的工具。从胎儿的第一次心跳捕捉，到成人心脏血管的精准评估，从脏器病变的早期发现到介入治疗的引导，超声几乎渗透到医学的每一个角落。然而，许多公众对超声的认识仍停留在"孕期检查"的单一层面，对其在医学诊断与治疗中的广泛应用知之甚少。因此，加强超声医学科普，让更多人了解超声、信任超声，对于提升公众健康意识、促进医疗资源合理配置具有重要意义。

  尽管超声医学发展迅速，但科普工作仍面临诸多挑战：一是信息不对称，专业术语和复杂原理让非专业人士望而却步；二是宣传渠道有限，优质科普内容难以广泛传播；三是社会认知偏差，部分人群对超声检查的必要性和安全性存在误解。这些问题限制了超声技术的普及和应用，也影响了医患之间的有效沟通。

针对上述问题，本人认为下一步的超声医学科普工作可从几个方面着力：一是加大内容创新。用通俗易懂的语言解释超声原理，结合生动案例，让专业知识更接地气，易于被接受；二是拓宽传播渠道。利用互联网、社交媒体等新媒体平台，拓宽科普宣传渠道，让超声知识触手可及；三是增进互动交流。依托高水平医院建设单位，发挥专家资源、健康传播人才资源、媒体与平台资源等优势，组织线上线下讲座、义诊咨询等活动，增加医患互动，解答公众疑惑，提升信任度；四是增加专业培训。加强对医疗工作者的超声科普教育，提高其在临床工作中的科普意识和能力，使其成为科普工作的重要力量。此外，可加强国际间超声医学科普交流与合作，共同推动超声技术的普及与发展。

总之，超声医学科普之路任重而道远。我们相信，通过不懈的努力与创新，超声医学的光芒将照亮更多人的健康之路，为建设健康中国、构建和谐社会、提升全民健康水平贡献力量。

周新华

2024年8月